Kleopatras Geheimnis

Angelika Schlinger

Taschenbucherstausgabe
ISBN: 1502983990
ISBN-13: 978-1502983992

Copyright © 2015
Angelika Schlinger, D-91224 Pommelsbrunn

www.detox-quantum.com

Juristisch notwendige Erklärung vorab

Auch das muss noch sein: Erklärung der Autorin

Das Werk inklusive aller Inhalte wurde unter größter Sorgfalt erarbeitet. Dennoch können Druckfehler und Falschinformationen nicht vollständig ausgeschlossen werden. Der Verlag und auch die Autorin übernehmen keine Haftung für die Aktualität, Richtigkeit und Vollständigkeit der Inhalte des Buches, ebenso nicht für Druckfehler. Es kann keine juristische Verantwortung sowie Haftung in irgendeiner Form für fehlerhafte Angaben und daraus entstandene Folgen vom Verlag oder der Autorin übernommen werden.

Im Zweifel, insbesondere bei körperlichen oder psychischen Krankheiten, empfehle ich, einen Arzt oder Heilpraktiker aufzusuchen. Die hiervorgestellten Methoden ersetzt nicht die Behandlung durch einen Arzt oder Heilpraktiker, ebenso wenig die von einem Arzt oder Heilpraktiker empfohlenen Medikamente.

Inhaltsverzeichnis

Prolog 1

Das Schwein Caruso – Seife für's Leben 5

Kleopatras Geheimnis war nicht der Säureschutzmantel 8

Der pH-Wert und die Cellulite 11

Eselsmilch & Co.: die Vorteile sind basisch 15

Alternativen zu Eselsmilch 21

Düfte für die Sinne 36

Geheimnis göttliches Gesichtswasser 40

Besuch aus Indien: Lakshmi bringt Turmeric 43

Turmeric im Badezimmer.............................48

Turmeric in der Küche.................................60

Haut – Spiegel der Seele 68

Materie – Energie – Information– Emotion 79

Detox – Küche: SCHÖNHEITs-königlich speisen 84

Der Hit seit Jahrtausenden: Magnesiumöl 96

Beim Zauberer – Wasser im 4. Aggregatszustand........101

Königlicher Start in Einen erfolgreichen tag.............107

Über Die Autorin 110

Danke sehr vorab an meine Beta-Version-Leserinnen:

Brigitte aus München

Christine aus Nürnberg

Eleonore aus Hersbruck

Johanna aus Rostock

(In alphabetischer Reihenfolge)

Und Danke an alle, die dieses Buch ermöglicht haben:

Kleopatra aus Ägypten

Phani aus Indien

Mein Mann Gregor aus Pommelsbrunn

Jetzt geht es endlich los:

PROLOG

Warum scheibe ich dieses Buch? Weil ich dazu gezwungen wurde. Von meinen Patienten und vom Schicksal. Angefangen hat mein Sohn Alexander. Als er nach seiner ersten Impfung (ich weiß, das No-No-Thema. Ich sage (wieder) nichts dazu; aber irgendwann werde ich auch dazu was von mir geben)... Also Alexander hat nach seiner ersten (und einzigen!) Mehrfach-Impfung reagiert. Heftig reagiert. Über die Haut. Die Ärzte nannten es Neurodermitis, ich nannte es den puren Horror. Was langsam begann, wuchs sich sehr schnell zu einer fatalen Situation aus. Alexanders Haut war in Spitzenzeiten so entzündet, daß sich an seinem Körper kaum eine Stelle fand, an der die Haut nicht offen und wund war. Die Entzündungen „suppten" ständig, an seinem ganzen Körper sonderte seine Haut Wundflüssigkeit ab, die dann honiggelb antrocknete. Mit der Wundflüssigkeit klebte auch seine Kleidung am Körper. Und zwar so sehr, dass ich ihm seinen Strampelanzug nur nach einem Ganzkörperbad , bei dem ich Baby mit Strampler einweichte, ausziehen konnte. Alexander schrie fast den ganzen Tag vor Schmerzen, bis er erschöpft war und einschlief. Für kurze Zeit. Es gab keine Nacht, in der einer von uns beiden hätte durchschlafen können. Zur der damaligen Zeit kannte ich alternative Heilmethoden nur für kleinere Wehwehchen; in Unkenntnis der großen Möglichkeiten habe ich mich allein auf die schulmedizinischen Möglichkeiten verlassen.

Ich wandte mich zuerst an unterschiedliche Ärzte. Die Ärzte schickten mich weiter zu verschiedenen Spezialisten. Schließlich landeten wir in einer bekannten Hautklinik. Unter der dortigen Behandlung wurde Alexanders Haut besser. Viel besser. Recht schnell sogar. Dann entwickelte er Asthma! Für mich schockierend, für viele eine logische Konsequenz, wie ich sehr viel später, während meiner Ausbildung zur Homöopathin, erfuhr. Neurodermitis, unterdrückt z.B. durch Cortison, hat klassischerweise Asthma zur Folge, wie ich lernte. Von einem der namhaften Dermatologen wurde mir dann gesagt: „Sie müssen sich überlegen, womit Sie leben wollen, Asthma oder Neurodermitis. Eines bleibt." Selbstverständlich war das keine Option für uns. Weder permanenter Juckreiz und Schmerz, noch unheilbares Asthma im Kleinkindalter konnte ich akzeptieren. Die Odyssee begann. Ein langer Weg kurz beschrieben: Nachdem ich eine gefühlte Unendlichkeit lang bei Kinderärzten, Dermatologen, Lungenfachärzten und Allergologen ein- und ausgegangen war, landete ich bei einem homöopathisch arbeitenden Heilpraktiker. Mein AHA-Erlebnis der besonderen Art. Alexander wurde behandelt. Nicht seine Haut oder seine Lunge, der ganze Bub wurde wahrgenommen. Und bereits nach kurzer Zeit besserte sich seine Atmung, er wurde fröhlich, machte einen deutlichen Entwicklungsschub – und ganz am Schluß wurde seine Haut schön, glatt, geschmeidig.

Hier erfuhr ich zum ersten Mal, dass es einen Zusammenhang gibt zwischen der Unterdrückung von Symptomen, die der Körper auf der Hautoberfläche zeigt und inneren Erkrankungen. Die Schulmedizin sieht in der Neurodermitis oder in anderen Hauterscheinungen Erkrankungen, die ausgemerzt werden müssen. Und wenn wir die Ursache nicht finden, dann unterdrücken wir eben das Symptom. Die Entzündung, Schuppung etc. wird beispielsweise mit Cortison „behandelt", die Haut ist wieder schön, der Patient glücklich. Bis auf Weiteres. Denn wenn später Asthma oder eine andere innere Erkrankung ausbricht, kann sich der (nächste) Spezialist darum kümmern, in unserem Fall der Lungenfacharzt. Ein Zusammenhang zwischen der Unterdrückung der Erstsymptomatik und dem Auftauchen der zweiten Krankheit wird oft, bewußt oder fahrlässig, nicht erkannt oder in Kauf genommen. Manch ein Homöopath behauptet dann frech, dass so auch der Facharzt für Onkologie immer ein gutes Auskommen hat. (Mehr zum Thema finden Sie übrigens in dem wundervollen Buch „Reise einer

Krankheit" von Mohinder Singh Jus, einem Schweizer Homöopathen.)

In der Homöopathie sehen wir in den verschiedenen Hauterscheinungen keine Krankheiten, sondern Symptome, also Zeichens des Körpers für ein Ungleichgewicht. Das Zeichen beachten wir dankbar, zeigt es uns doch den Weg zur Ursache des Ungleichgewichtes. Und die brauchen wir dann "nur noch" beseitigen. Kein Krieg, kein Kampf. Ein Miteinander.

Dann verschwinden Entzündungen, Rötungen, raue Haut und auch vorzeitige Falten und Cellulite. Denn eins ist klar:

Schön geht nur gesund!

So. Das vorab. Einfach nur, weil ich es schon lange mal sagen wollte.

Jetzt aber zum Thema des Buches.

DAS SCHWEIN CARUSO – SEIFE FÜR'S LEBEN

Dies ist eine Geschichte, die mein Aurachirurgie-Kollege Patrick J. Kloucek erzählt hat. Patrick ist Musiker, er beherrscht die Violine wie kein anderer. Kein Wunder, denn er übt bereits seit seiner Kindheit vor etwa 50 Jahren. Und er spielte auch während seiner Schulferien, die er gern bei seinem Großvater verbrachte. Wenn ich mich richtig erinnere auf einem Bauernhof in der Nähe von Prag. Hier lebte, zusammen mit dem Bauern, dessen Familie und anderen Tieren das Schwein Caruso. Seinen Namen hatte es durch eine besondere Begabung erhalten. Die Begabung war, wie könnte es anders sein, sein Hang zur Musik; insbesondere zum Singen. Wann immer die Enkel des Bauern musizierten, sang Caruso in höchsten Tönen mit.

Nun war Caruso aber nicht als Sänger auf dem Bauernhof engagiert, sondern als

Lebensmittellieferant. Folglich war es irgendwann an der Zeit, dass der Metzger auf den Hof kam, um Caruso seiner eigentlichen Bestimmung zuzuführen. Sehr zum Leidwesen der Enkel, die Caruso als Freund wie auch als Orchestermitglied in ihr Herz geschlossen haben. Also überlegten die Kinder, wie sie Caruso das Leben retten könnten. Die Idee des Ältesten wurde einstimmig favorisiert. Caruso mußte einfach im wahrsten Sinne des Wortes ungenießbar werden. Aber wie?

Die Lösung gab der ortsansässige Apotheker. Er hatte den Kindern von einer Krankheit berichtet, bei denen der Patient mit Schaum vor dem Mund aufgefunden worden war. Kurze Zeit später hatte er dann das Zeitliche gesegnet. Wem sein Leben lieb war, der hielt gebührenden Abstand zu dem Schaumträger, um jegliche Ansteckungsgefahr zu vermeiden.

Als am kommenden Tag der Metzger vorfuhr, um seines Amtes zu walten, wurde Caruso zur Schlachtbank geführt. Mehr passierte aber nicht. Er schäumte nämlich sozusagen aus allen Rohren. Aus dem Maul – und aus der anderen Seite seines Verdauungsrohrs. Er schäumte und schäumte und der Metzger hatte kein Interesse, ihm nahe zu kommen. Und der Bauer und seine Frau hatten auch kein Interesse, ihn zu verwursten. Caruso war (für's Erste) gerettet.

Ob der Bauer jemals erfahren hat, dass Caruso vorher von seinen Orchesterkameraden mit Schmierseife gefüttert wurde, entzieht sich meiner Kenntnis.

Die medizinische Schmierseife ist Kaliseife. Caruso hatte Glück; er lebte in den 1950ger-1960ger Jahren. In dieser Zeit verwendete man Kaliseife zur Reinigung der Haut. Der Haut des Menschen wohlgemerkt. Und Apotheker wie auch Drogisten lernten in ihrer Ausbildung noch, wie man diese Seife herstellt.

Kaliseife ist basisch. Womit wir beim Thema des Buches sind: Dem beauty-Geheimnis der legendären schönen Königin Kleopatra. So wird Ihre Haut schön! Und gesund!

Und da ja bekanntlich die Haut der Spiegel der Seele ist, gehören eine stabile Psyche und ein unerschütterlicher persönlicher Erfolg ebenso zu Kleopatras Vermächtnis.

KLEOPATRAS GEHEIMNIS WAR NICHT DER SÄURESCHUTZMANTEL

Bevor in den 1970er Jahren der „Säureschutzmantel der Haut" von der Kosmetikindustrie als Verkaufsargument entdeckt wurde, war die Reinigung der Haut basisch. Man wusch sich Haut und Haar mit einer Mischung aus Öl und Lauge.

Das war so seit Jahrtausenden, bereits die alten Ägypter taten es und unsere Urgroßeltern taten es auch noch. Die basische Reinigung der Haut bedeutet gleichzeitig natürliche, schonende Entfernung von Schmutz und Ausscheidungen (denn die Haut ist ein Ausscheidungsorgan!), körpereigene Rückfettung der Haut und somit Schutz von Innen und Außen. Der natürliche Weg zu jugendlicher, glatter und zarter Haut. Zu gesunder Haut.

„Die schönste Frau, die je ein Auge sah", das ist nach Meinung zahlreicher ihrer Zeitgenossen und vieler Geschichtsschreiber die ägyptische Königin Kleopatra (69–30 v. Chr.) gewesen. Sie soll so atemberaubend schöne Haut gehabt haben, daß man in ihr die Inkarnation der Göttin Venus sah.

Venus ist die römische Göttin der Liebe, des erotischen Verlangens und der Schönheit. Und es scheint mir ziemlich sicher, daß die Göttin des erotischen Verlangens und der Schönheit weder durch tiefe Falten noch durch schlaffes Bindegewebe, Cellutite und Schwangerschaftsstreifen auffällig wurde.

Und da Kleopatra zu Zeiten ohne Botox, Silikon und kosmetischem Skalpell lebte, muß ihre Schönheit wohl natürlich gewesen sein. Was also war ihr Geheimnis, abgesehen von einem tollen genetischen Erbe?!

Nach Berichten aus ihrem engsten Umfeld hat Kleopatra regelmäßig basische Bäder genommen. Sie hat in Eselsmilch gebadet. Eselsmilch ist basisch, ihr pH-Wert liegt bei etwa 7,2.

Wer im alten Ägypten nicht gerade Königin war, der konnte alternativ baden - zur Regeneration im See Natrun, einem Natronsee. Der Effekt war ein ähnlicher.

Sollen wir also basische Bäder nehmen, mit Öl und Kali und Eselsmilch? Oder sollen wir lieber ein modernes Duschgel verwenden, frisch duftend nach

Grapefruit und Basilikum, zart schäumend und vor allem „pH 5" pH-neutral? Denken wir mal nach:

Was ist denn eigentlich dieser pH-Wert, und was hat der mit Cellulite zu tun?

DER PH-WERT UND DIE CELLULITE

Man unterscheidet in der Chemie zwischen Säuren und Basen. Will unser Körper seine vielfältigen Aufgaben wahrnehmen, muß er seinen Säure-Basen-Haushalt im Gleichgewicht halten.

Was eine Säure ist und was eine Base wird durch den jeweiligen pH-Wert dargestellt. Der pH-Wert (Latein: potentia hydrogenii, zu deutsch: die Wirksamkeit des Wasserstoffs) ist das Maß für die Konzentration der Wasserstoffionen in einem Liter Lösung.

Je nachdem, wie hoch diese Konzentration ist, schwankt der pH-Wert zwischen 1, sehr sauer und 14, sehr basisch. Sauberes Wasser ist neutral, es hat einen pH-Wert von 7.

Der pH-Wert von Körperflüssigkeiten richtet sich danach, welche Aufgaben diese Körperflüssigkeiten erfüllen, so zum Beispiel:

Magensäure pH-Wert 1-1,5 nüchtern
Urin pH-Wert 5,0 – 7,0
Arterielles Blut pH-Wert 7,35 – 7,45
Speichel pH-Wert 7,5
Fruchtwasser pH-Wert 8,0 – 8,5.

Der Mensch verbringt die ersten 9 Monate im Mutterleib. Er schwimmt in einem Meer aus Fruchtwasser, das einen pH-Wert hat von 8,0 – 8,5. Basisch also.

Und die Haut eines gesunden Säuglings hat einen pH-Wert von 7,5 -8,0; auch basisch. Irgendwann später bildet sich dann beim Erwachsenen der Säureschutzmantel.

Richtig? Oder nicht? Wenn Sie mich fragen: oder nicht! Denn:

Unser Körper ist ein Wunderwerk der Natur. Nicht der Kosmetikindustrie. Er reguliert sich unter natürlichen Bedingungen selber.

Meine Meinung zu Heilung ist bekannt. Ihnen noch nicht? Also: Ich bin überzeugt, daß niemand einen Menschen gesund machen kann, sondern daß jeder Heilpraktiker, Heiler oder Arzt nur Werkzeuge bereitstellen kann, damit der Mensch selbst gesund wird. Dazu gehört auch, Schadstoffe fern zu halten.

Normalerweise, also ungestört beispielsweise von Umwelteinflüssen, hält unser Körper einen ausgeglichenen Säure-Basen-Haushalt aufrecht. Denn wir reagieren sehr sensibel auf zu viel Säure; würde das Blut unter pH 7,2 sinken, bedeutete das Lebensgefahr; Tod durch Übersäuerung droht.

Um dies zu verhindern, hat unser Organismus eine Notfall-Strategie entwickelt: Wenn die "Puffersysteme" des Blutes - Hämoglobin und Bicarbonat (dieses Wort bitte merken) - nicht mehr ausreichen, dann wird der Säureüberschuß zwischengelagert; damit kommt das Blut nicht in den sauren Bereich, die Lebensgefahr ist abgewendet.

Das Zwischenlager für die Säuren ist unser Bindegewebe.

Was jetzt kommt, kennen Sie aus den Nachrichten, Stichwort Atommüll-Zwischenlager: Besteht der Säureüberschuß nicht nur temporär, also kurzfristig, dann wird aus dem Zwischenlager ein Endlager.

Die Konsequenz: die Säuren zerstören die Kollagenfasern des Bindegewebes.

Das Bindegewebe wird schlaff, Cellulite und Schwangerschaftsstreifen sind die Folge.

Q.e.d. (quod erat demonstrandum, oder auf deutsch: w.z.b.w. was zu beweisen war). Damit auch den WissenschaftlerInnen unter Ihnen Rechnung getragen ist.

Soweit der Zusammenhang zwischen dem pH Wert und der Cellulite.

Und jetzt zurück zur Frage: Sollen wir also basische Bäder nehmen, mit Öl und Kali und Eselsmilch? Oder sollen wir lieber ein modernes Duschgel verwenden, frisch duftend nach Grapefruit und Basilikum, zart schäumend und vor allem „pH 5" pH-neutral zum „Säureschutzmantel" der Haut?

Die Antwort lautet: Kommt drauf an.

Was wir möchten. Schicke Plastikflaschen mit Weichmachern, krebserregenden Stoffen und Säure"schutz"mantel erhaltenden bonbonfarbenen Gelen auf Erdölbasis. Oder schöne Haut, glatt, klar, gesund. Kleopatras Konkurrentin.

Wer Sie Zweites anstreben, dann freut es mich, wenn Sie weiterlesen.

ESELSMILCH & CO.: DIE VORTEILE SIND BASISCH

Die Vorteile von Eselsmilch liegen nicht gerade in der leichten Verfügbarkeit. Jedenfalls nicht heutzutage in einem westlichen Industrieland. Sie liegen jedoch eindeutig in der biochemischen Zusammensetzung.

Unsere Haut in den vergangenen Jahrzehnten immer saurer geworden. Ich meine damit nicht persönlich Ihre Haut, die sich mit zunehmender Lebenserfahrung verändert hat.

Ich spreche vielmehr von der Durchschnittshaut der Statistik. Deren sogenannter „Säureschutzmantel" hat heute einen pH-Wert zwischen 5,2 und 5,9, er liegt also deutlich im sauren Bereich.

Sie erinnern sich: pH Wert 7 ist neutral, z.B. Wasser. Alles darunter ist sauer. Je niedriger der Wert desto saurer. Wenn wir 50 Jahre zurück blicken, so lag damals der Mittelwert höher, im Bereich von 6,2. Sehr viel weniger sauer.

Persönliche Überlegung: Ich habe ein Studium als Betriebswirtin sowie eine Ausbildung als Heilpraktikerin absolviert. Das Konzept des „Säureschutzmantels" macht für mich sehr wohl aus betriebswirtschaftlicher Sicht der Duschgelhersteller Sinn. Die Logik aus gesundheitlicher Sicht erschließt sich mir in keiner Weise.

Im Gegenteil: Unser Körper ist - aufgrund der extrem hohen Säurebelastung aus Umweltbelastung und industriell veränderten Lebensmitteln - nicht mehr in der Lage, die anfallenden Säuren über die Nieren oder den Darm auszuleiten.

Also arrangiert er sich mit der Notsituation und nimmt die Haut als Ausscheidungsorgan zur Hilfe. Er entsorgt die giftigen Säuren nach außen.

Aus diesem Grund ist der pH-Wert unserer Haut auch so niedrig. Er liegt heute im Durchschnitt bei sauren pH 5,5.

Diesen sauren pH-Wert der Haut nehmen die Hersteller von Körperpflegeprodukten zum Anlass, ebenfalls saure "Pflege"produkte mit gleichem pH-Wert anzubieten, um den so genannten „Säureschutzmantel" aufrecht zu erhalten.

Der Körper wird die Säuren nicht los, im ungünstigsten Fall werden die Säuren zurück in den Körper befördert. Was sich als Teufelskreis auswachsen könnte.

Übrigens behaupten einige Stimmen im Internet, die Kosmetikindustrie verwende den Begriff "Säureschutzmantel" ausschließlich für Werbezwecke und verdiene eine Menge Geld mit dem Erhalt desselben...

Zusammengefasst: Der pH-Wert der Durchschnitts-Haut rutscht seit den 1970ger Jahren immer mehr in den sauren Bereich und gleichzeitig steigt die Anzahl an Allergien und Hauterkrankungen.

Und die Cellutiteanfälligkeit. Ebenso wie die Tendenz zu Schwangerschaftsstreifen, bereits bei jungen Mädchen, oft sogar ohne Schwangerschaft... Und Falten. Frühe, tiefe Falten.

Und ich vermute folglich, dieser Säureschutzmantel hat nichts mit eigentlichem Schutz zu tun, sondern gibt nur den Anteil an Säure wieder, der eigentlich entsorgt werden soll.

Deshalb funktioniert also für mein Verständnis die „pH 5 neutrale Hautpflege" überhaupt nicht.

Und im Gegensatz dazu: was tut eine basische Hautpflege?

Basische Körperpflege löst Säuren!

Säuren und Basen gehen immer eine Reaktion ein; das ist ihre Natur, sie können nicht anders. Mann und Frau, Tag und Nacht, Yin und Yang, Säuren und Basen.

Sie versuchen, sich auszugleichen. Deshalb regt die basische Hautpflege den Körper an, die eingelagerten Säuren und Schlacken aus dem überwiegend sauren Milieu der Zellen zu lösen und in die basische Umgebung, zum Beispiel das Badewasser, abzugeben.

Über die Haut, wo die ausgewiesenen Säuren mit den Basen des basischen! Hautpflegeproduktes eine Koalition eingehen. Auf diese Weise hilft eine basische Hautpflege dem Körper effektiv bei seiner Entsäuerung.

Das reine (Bade-)Wasser weist in der Regel einen neutralen pH-Wert von 7 auf. Für uns ein alter Hut. Gibt man ein basisches Badesalz hinzu, erhöht sich dieser Wert bis auf pH 8,5, je nach hinzugegebener Badesalzmenge.

Sie erinnern sich, auch das Fruchtwasser hat einen pH Wert von 8,0 bis 8,5. Und die zarte Babyhaut ist bekanntlich sprichwörtlich.

Da der Entsäuerungsprozess während eines basischen Bades frühestens nach zwanzig Minuten einsetzt, sollte ein Basenbad immer mindestens 45

Minuten andauern. Gern auch länger. Nehmen Sie sich Zeit, genießen Sie die Entspannung.

Ein großes Glas Wasser vor Badebeginn und eine Tasse heißes Ingwerwasser am Wannenrand unterstützen die Ausscheidung der Säuren. Denn für den Abtransport aus den Zellen an die Hautoberfläche benötigt der Körper ein Transportmedium. Und das ist ungebundenes Wasser.

Wenn Sie dann nach einer Stunde oder mehr die Badewanne verlassen, ist der pH-Wert des Badewassers messbar gesunken. Denn Sie haben Ihre überschüssige Säure abgegeben.

Wenn Sie möchten, teste Sie nach. PH-Teststreifen bekommen Sie, die Dose mit 100 Stück, für unter 10,00 Euro in Ihrer Apotheke oder im Internet. Die Anwendung ist einfach, das Ergebnis deutlich.

Damit ist der Beweis erbracht, dass das Badewasser die Säuren aufnimmt, die vom Körper ausgeschieden wurden und über die Haut in das Wasser gelangt sind.

Um die Geschmeidigkeit Ihrer Haut müssen Sie sich nicht sorgen, da sie sich in Vollbädern mit entsprechend hohen pH-Werten von ca. 8,5 nach kurzer Zeit selbstständig rückfettet.

Bitte nach dem Bad nicht eincremen, insbesondere nicht mit „pH5 neutraler" Lotion.

Keine Lust auf Vollbäder? Gut wirken auch basische Fußbäder. Sie helfen, die Säuren über die Füße auszuleiten.

Unsere Füße werden in diesem Zusammenhang auch als "dritte Nieren" bezeichnet. Den vollen Effekt eines Vollbades mit der gesamten Hautfläche werden Sie allerdings nicht erreichen.

Kleopatra also, die Königin mit der samtweichen glatten Haut, liebte ihre Bäder in Eselsmilch.

Ich gebe zu, Eselsmilch ist heutzutage schwer zu kriegen und hält sich im Badezimmer auch nicht sehr lang.

Aber wir haben noch andere Optionen für Basenbäder.

ALTERNATIVEN ZU ESELSMILCH

Die VeganerInnen unter Ihnen wird es besonders freuen. Die ZeitoptimiererInnen ebenfalls. Sie benötigen weder einen alternativen Ökohof in Ihrem Umfeld, noch einen Kühlschrank in Ihrem Badezimmer.

Und Sie brauchen auch kein dickes Bankkonto, um sich die Königinnen-Strategie leisten zu können. Wir sind nicht mehr im alten Ägypten.

Ein gängiger Supermarkt ist völlig ausreichend. Ein Naturkostladen oder ein Reformhaus sind optional, wenn Sie auf Luxus stehen (und wer tut das nicht?!).

Mein Favorit: Natron

Natron ist der Kurzbegriff für Natriumhydrogencarbonat ($NaHCO_3$). (Achtung: nicht mit der Natronlauge zu verwechseln.) Natron ist feines,

weißes Pulver, das ähnlich aussieht wie Puderzucker. Natron ist leicht basisch. Manchmal wird es auch in Tablettenform angeboten. Erhältlich ist Natron in Apotheken und Drogerien.
(Achtung: NIEMALS Ätznatron/Natronlauge oder Waschsoda/kalziniertes Soda verwenden!)

Oder besonders günstig: Natron finden Sie in jedem Supermarkt. Es steht meist in der Nähe des Backpulvers unter den Bezeichnungen Natron, Speisenatron, Speisesoda, oder Backsoda zu finden. Vielleicht kennen Sie es schon unter den Markennamen Kaiser-Natron oder Bullrich Salz.

Natron ist schon seit dem frühen Altertum bekannt. Und das nicht nur als Hausmittel gegen Sodbrennen; übrigens ist Sodbrennen ebenfalls ein Überschuß an Säure, in diesem Fall an Magensäure, die sich die Speiseröhre hinaufarbeitet.

Schon sind wir wieder bei Kleopatra: Denn das Wort Natron hat seinen Ursprung im Ägyptischen, wo der Konsonantenstamm „ntrj " (= göttlich) für als heilig geltende Stoffe gebraucht wurde.

Das im Wadi Natrun natürlich vorkommende Gemisch aus Natron, Soda und Salz wurde zur rituellen Reinigung und zur Mumifizierung wurde.

Und im See Natrun wurde antiaging-gebadet, wie Sie sich erinnern. Das Bad im See war die Alternative für alle, die keine Eselsmilch zur Hand hatten. Noch heute gibt es dort natürliche Vorkommen von Natron.

In Europa wird Natron heute aus natürlichem Kochsalz (Natriumchlorid) gewonnen, indem Chlor gegen Karbonat ausgetauscht wird.

Soviel zur Theorie. Die Praxis ist wunderbar und vielfältig. Weich, entspannend, verjüngend, strahlend.

Natron ist so vielseitig einsatzbar, dass ich hier möglicherweise die eine oder andere Anwendungsmöglichkeit gar nicht benenne.

Probieren Sie es einfach aus, finden Sie selber neue Einsatzmöglichkeiten und teilen Sie sie mit Ihren Freundinnen.

Das Natron-Bad

Ein Bad in Natron ist ein Jungbrunnen für Ihre Zellen. Es entsäuert, ist durchblutungsfördernd und schenkt eine samtweiche Haut. Das Natron reinigt ihre Haut, deshalb können und sollen Sie auf weitere chemische Badezusätze verzichten.

Was bringt uns das intensivste Antiaging-Bad, wenn wir mit einem „pH 5-neutralen" Duschgel unsere Haut wieder so richtig sauer machen; im doppelten Sinn.

Nicht nur die ägyptische Königin Kleopatra wußte um die verjüngende Wirkung des Natron-Bades.
In neuerer Zeit hat die russische Ärztin Dr. Olga Lepeschinskaja genau diese Erkenntnisse in ihren Altersforschungen bestätigt.

Und so geht's: Geben Sie eine Tasse (100-300 Gramm) Natron in ihr Vollbad und lösen Sie es vollständig auf.
Probieren Sie aus, wie viel sich optimal anfühlt. Spielen Sie mit der Menge. Je nachdem, wie Sie sich fühlen; denn die Psyche ist ein wichtiger Faktor bei der Übersäuerung des Körpers.

Sind Sie ausgeglichen und glücklich? Dann reichen Ihnen sicher 100 Gramm. Sind Sie traurig oder so richtig wütend, echt sauer im wahrsten Sinne des Wortes, dann sollten Sie sich eine große Tasse Natron in Ihrem Badewasser gönnen.

Nach 60- 90 Minuten entsteigen Sie dem Badewasser, sehr entspannt und reif für eine Ruhepause.

Jetzt nicht eincremen, ihre Haut fettet von allein schnell nach. Legen Sie sich hin und genießen Sie Ihre „Zeit für sich".

Die Luxusversion: Badekugeln handgemacht

Badekugeln mit Natron sind eine Sensation für alle Sinne. Sie können sie ganz leicht selbst herstellen.

Neben dem Natron enthalten sie Speisestärke und Kokosöl. Oder Sheabutter oder Kakaobutter, in der Version, die ich persönlich bevorzuge.

Und die Blüten von (ungespritzten) Rosen, Lavendel oder Kamille. Oder auch grünen Tee. Oder roten Früchtetee, Rotbusch oder oder oder.

Lassen Sie Ihrer Phantasie freien Lauf. Wichtig ist natürlich, dass Sie keine Allergie gegen die Pflanzen haben.

Und so geht's:

Das brauchen Sie:

- einen tiefen Teller
- eine Schüssel mit heißem Wasser
- eine Schale
- 4 Eierbecher
- 200 g Natron
- 100 g Zitronensäure in Pulverform aus dem Supermarkt
- 50 g Speisestärke in Bio-Qualität
- 75 g Kokosfett(alternativ die gleiche Menge Sheabutter oder Kakaobutter)
- ätherische Öle nach Belieben
- getrocknete Blütenblätter oder Teeblätter (Früchte, Rotbusch, schwarzer oder grüner Tee)

Achten Sie bei allen pflanzlichen Zutaten darauf, dass Sie Bioqualität nutzen. Wir wollen ja entsäuern und entgiften, nicht vergiften.

Natron und Zitronensäure sind die wichtigsten Bestandteile in diesem Beauty-Rezept zum Badekugeln selber machen.

Indem Sie diese beiden Ingredienzien miteinander vermengen, entsteht die sprudelnde Basis Ihrer Badekugeln.

Geben Sie diese später in das warme Badewasser, bildet sich durch das Zusammenspiel der Zutaten und der Flüssigkeit CO_2 und es beginnt angenehm zu sprudeln.

Wir starten:

- Die Pflicht

Die trockenen Bestandteile Natron, Zitronensäure und die Stärke miteinander in einem trockenen! Teller gut mischen.

Das Kokosöl in einer Schale ins warme Wasserbad geben und schmelzen

sobald es sich komplett verflüssigt hat, zu den trockenen Bestandteilen geben und die Masse mit einem Löffel leicht vermengen

- Die Kür

Geben Sie nun wenige Tropfen Ihres ätherischen Lieblingsöls dazu und verkneten Sie alle Inhaltsstoffe zu einem festeren und homogenen Teig. Mehr zum Thema Düfte und deren Wirkung finden Sie im nächsten Kapitel.

Mischen Sie die passenden Blüten oder Teeblätter unter den Teig oder rollen Sie später Ihre Badekugeln darin, sodass die Blüten kleben bleiben.

Jetzt formen Sie golfballgroße Kugeln und rollen Sie sie in ihren Händen. Wenn Sie möchten, wälzen Sie sie anschließend noch einmal in den getrockneten Blüten- oder Teeblättern.

Legen Sie Ihre fertigen Kugeln zum Aushärten auf die Eierbecher. Um den Verhärtungsprozess zu beschleunigen, legen Sie die Kugeln für 4-6 Stunden in den Kühlschrank.

Unbedingt beachten: Die Verbindung von Natron und Zitronensäure beginnt bei Kontakt mit Wasser sofort zu sprudeln.
Also benutzen Sie bei der Manufaktur Ihrer Badekugeln nur trockene Zutaten und halten Sie auch die Arbeitsflächen sauber und trocken.

Wie ein Bonbon in Klarsichtfolie gepackt sehen die Badekugel dekorativ aus und eignen sich auch hervorragend als Mitbringsel.

Viel Spaß bei Baden und Verschenken.

Von Kopf bis Fuß - Natron im täglichen beauty-Einsatz:

Haare

Mildes Natron-Shampoo ist kinderleicht herzustellen. Verrühren Sie 1 Eßlöffel Natron mit 500ml warmem Wasser.

Insbesondere bei empfindlicher Kopfhaut sollten Sie mit dieser leichten Konzentration starten.
Ist die Kopfhaut öliger, erhöhen Sie bei Bedarf auf bis zu 2EL auf 500ml warmes Wasser erhöht werden.

Je nach Haarlänge benötigen Sie 250ml bis 1l Natronlösung für eine Wäsche. Sie können die (warme) Natronlösung direkt auf das trockene Haar auftragen und wie ein Shampoo verwenden.

Einen konventionellen Conditioner aus dem Chemielabor brauchen Sie nicht.

Eine saure Rinse aber schon!

Denn durch die alkalische Natronlösung werden die Haarschuppen regelrecht abgespreizt. Die saure Rinse legt dann anschließend die Schuppen wieder an, die Schuppenschicht wird wieder geschlossen und Ihr Haar glänzt.

Sie müssen übrigens nicht in eine altägyptische Drogerie, um an eine saure Rinse zu kommen. Holen Sie sie sich einfach aus Ihrer Küche:

- Essigrinse

Geben Sie 1 Eßlöffel Essig Ihrer Wahl in 1 Liter kaltes Wasser. Dabei kann jede Art von Essig verwendet werden, z.b. Apfelessig, Weinessig, Kräuteressig oder aromatisierte Fruchtessige. Der Essig-Geruch verfliegt meist beim Trocknen der Haare.

- Zitronensaftrinse

Hier mischen Sie 1 Eßlöffel frischen Zitronensaft oder Zitronensaftkonzentrat mit 1 Liter Wasser. Zitronensaft enthält 5-7% Zitronensäure, und die wirkt ähnlich wie Essigsäure auf das Haar. Zitronensaftrinse ist nahezu geruchslos und bietet sich daher als guter Ersatz zur Essigrinse an. Die Säurekonzentration des Konzentrats ist etwas höher, eventuell muss die Dosis dort etwas gesenkt werden.

- Mineralwasserrinse

Beim Mineralwasser (mit Kohlensäure) wird die Schuppenschicht durch die enthaltene Kohlensäure angelegt. Allerdings können sich durch die verstärkt enthaltenen Mineralstoffe und Salze Ablagerungen an den Haaren bilden.

Zurück zum königlich-göttlichen Natron:

Zähne und Zahnfleisch

Kleopatra, die schönste Frau die ein Auge je nah, die Inkarnation der Göttin Venus.

Können Sie sich vorstellen, daß diese Frau beim Lächeln gelbverfärbte Zähne zeigte oder Kariesfraß?

Oder daß sie ihre Gesprächspartner oder Liebhaber mit schlechtem Atem belästigte? Wohl kaum.

Aber was machte die Zahnhygiene im alten Ägypten so effektiv? Natürlich, das Natron.

Karies entsteht durch bestimmte Bakterien, die Familie der „Streptococcus mutans". Diese Bakterien bauen Zucker ab und um, nämlich in Säure. Und diese Säuren greifen dann den Zahnschmelz an.

Natron verändert das „Wohnklima" der Bakterien und kann die kariesverursachenden Säuren neutralisieren.

Außerdem kann Natron gelbe Zahnbeläge, die sog. Plaque, sichtbar reduzieren. Das Ergebnis sind weißere Zähne!

Und unangenehmer Mundgeruch hat auch keine Chance beim göttlichen Pulver.

Machen Sie sich ihr eigenes Mundwasser, indem Sie einen halben Teelöffel Natron in ein Glas Wasser geben und gurgeln. Mundgeruch kann so eingedämmt werden.

Gesichtsreinigung

Empfindliche oder trockene Haut, allergische Reaktionen auf gängige Seifen oder Reinigungslotions, Jucken, Brennen, Spannen?

Dann versuchen Sie mal die Gesichtsreinigung mit Natron. Ihre Haut wird nicht nur porentief rein, sondern auch weich und glatt.

Und meist können Sie sich das eincremen ganz oder zum großen Teil sparen, da die eigene Rückfettung der Haut aktiviert wird.

Die Anwendung ist kinderleicht: Wasser ins Waschbecken, etwa 4 Teelöffel Natron dazugeben und auflösen.

Am besten mit einem (nicht weichgespülten) Waschlappen das Gesicht abwaschen. Danach das Gesicht nicht abspülen! Fertig.

Peeling für Gesicht und Körper

Kleopatra hatte samtweiche Haut. Wir wissen inzwischen, warum.

Das Peeling ist ebenso einfach wie wirkungsvoll. Und preiswert. Gut, das war für die Königin sicherlich nicht der entscheidungsrelevante Aspekt.

Jedenfalls so einfach geht's:

Gesicht und Hände anfeuchten, Natron auf die Hand geben und in kreisenden Bewegungen im Gesicht verteilen. Je empfindlicher Ihre Haut ist, desto vorsichtiger sollten Sie rubbeln um die abgestorbenen Hautzellen zu entfernen.

Die kritischen Stellen wie Nasenflügel, Kinnfalte, Hals nicht vergessen. Natron ist der Grundstoff für ein tiefenreinigendes und durchblutungsförderndes Peeling. Abspülen. Fertig.

Fußbad

Müde Beine, brennende Füße, geruchsintensiver Fußschweiß? Ein Fußbad mit Natron wirkt erfrischend, belebend und desodorierend.

Füllen Sie eine Wanne mit Wasser in der gewünschten Temperatur und fügen Sie 3-4 Teelöffel Natron dazu. Dann die Füße reinstellen und genießen.

Stellen Sie sich einen guten Tee und etwas zu lesen dazu. Denn ein Fußbad a la Kleopatra sollte mindestens 30 Minuten dauern.

Nur dann hat das Natron genügend Zeit, die Entsäuerung des Körpers anzuregen und die überschüssigen Säuren in das Wasser abzugeben.

Füße und Beine sind erfrischt, Fußgeruch hat keine Chance.

Wenn Sie das Natron gleich als Fußpeeling auftragen, erhöht sich der Effekt der weichen, gepflegten Füße noch um ein Vielfaches.

Wie bitte, ob das funktioniert? Ich habe gegoogelt. Kleopatra und Schweißfüße ergibt Null Treffer. Das gilt doch als Beweis.

Manchmal reicht das Fußbad/Peeling noch nicht:

Anti-Fußgeruch

Nach dem Fußbad kommen die Socken und Schuhe. Kleopatra hatte das Problem nicht in der heutigen Form. Sie lief gerne barfuß und wenn sie Schuhe trug, dann waren die weder chemisch imprägniert noch aus luftundurchlässigem Kunststoff.

Ihre Füße können aber genauso neutral duften wie die der ägyptischen Schönheits-Königin.
Bevor Sie in Ihre Socken schlüpfen pudern Sie ihre Füße leicht mit Natron.

Und wenn Sie nach einem langen Tag Ihre Schuhe ausziehen, streuen Sie etwas Natron hinein, das Sie vor dem nächsten Anziehen wieder ausschütten.

Damit schützen Sie ihre Füße, Ihre Schuhe und Ihren Schuhschrank vor olfaktorischer Belästigung.

DÜFTE FÜR DIE SINNE

In der Aromatherapie werden gezielt die Wirkungen der verschiedenen ätherischen Öle genutzt, um neben gesundheitlichen auch kosmetische Verbesserungen zu erzielen.

Ich bin mir ganz sicher, daß Königin Kleopatra auch bei diesem Thema ihre hübsche Nase vorn hatte.

Einige Beispiele gefällig?

Rose

Rosenduft macht glücklich. Er setzt Endorphine frei, die „Glückshormone", die euphorisierend auf uns wirken. Wenn Sie glücklich sind, dann haben Sie automatisch eine anziehende Ausstrahlung.

Aber das Rosenöl hat auch ganz handfeste kosmetische Wirkungen. Es fördert das Wachstum neuer Zellen, was schuppige, raue Haut reduziert und die Produktion von jungem, straffem Gewebe unterstützt.

Die Haut wird harmonisiert, Rötungen und Reizungen gelindert und Entzündungen gehemmt. Einen Tropfen Rosenöl können Sie bei allen Hauttypen in Ihrem Badewasser oder Ihrer Badekugel verwenden.

Grapefruit

Die Familie der Zitrusfrüchte gehörte ganz sicher zu Kleopatras Favoriten. Warum ich das weiß? Weil ich überzeugt bin, dass Kleopatra kein Interesse an Cellulite hatte.

Wie viele seiner Verwandten hat das Grapefruitöl ein einzigartiges Fettlösevermögen.
So kann man es zur Verringerung von Cellulitis anwenden, eben als Zugabe in ein Bad oder Massageöl.

Laborstudien haben außerdem gezeigt, dass durch das Grapefruitöl der Stoffwechsel des Fettgewebes erhöht wird. Fettzellen werden also abgebaut.

Und wenn Sie nebenbei noch etwas abnehmen möchten, krönen Sie Ihre Entspannung im Basenbad mit einer Komposition aus Grapefruit, süßer Orange und Zitrone, im Verhältnis 1:1:1, die   sie in einer

Duftlampe verdunsten lassen; das kurbelt zusätzlich die Fettverbrennung an.

Die Grapefruit wirkt zudem adstringierend (zusammenziehend) und ist somit nützlich bei fettiger Haut und fettigen Haaren. Wie das ätherische Öl der Zitrone ist Grapefruit kühlend, reinigend und abschwellend.

Orange

Als weiteres Mitglied der Zitrusfamilie ist auch das Öl der Orange ein idealer Helfer im beauty-Bereich. Zwei bis drei Tropfen in unserer Badekugel und Ihre Haut wird es Ihnen in jedem Alter danken.

Orangenöl wirkt gegen die jugendliche Akne ebenso wie beim nährenden Aufbau der älteren Haut. Es wirkt adstringierend und antiseptisch.

Gereizte Haut wird beruhigt, ebenso wie die gereizten Nerven. Schlecht durchblutete oder spröde Haut profitiert ebenso von der Wirkung des Orangenöls.

Wie bei dem Grapefruitöl wird Cellulite bekämpft. Zusätzlich wirkt das Öl der Orange entstauend, läßt also übermäßig eingelagertes Wasser wieder aus dem Gewebe abfließen.

Zitrone

Die Zitrone schmeckt zwar sauer, ihre Wirkung ist jedoch basisch. Das Öl der Zitrone wirkt wunderbar gegen Übersäuerung.

Es entschlackt und entstaut. Zitronenöl wirkt adstringierend und antiseptisch und ist Balsam für die fettige Haut.

Kleopatras Haut war ebenmäßig und klar. Sie hatte weder geplatzte Äderchen, noch Besenreißer, Sommersprossen oder Altersflecken.

Dank des Zitronenöls. (Wer's nicht glaubt soll mir das Gegenteil beweisen.)

Eine Königin hat viel um die Ohren, da kann man vor lauter Regieren schon mal kurz vor dem Burn-out stehen. Insbesondere dann, wenn die Herren Caesaren oder Imperatoren gegen die eigenen Ziele arbeiten.

Zitronenöl tröstet. Es wirkt stimmungsaufhellend und Stress abbauend.

Und vitalisierend für neue Taten.

GEHEIMNIS GÖTTLICHES GESICHTSWASSER

Nach der Reinigung noch mehr Pflege. Königin sein ist anstrengend, aber das braucht ihr ja niemand anzusehen.

Deshalb nutzt die schöne und erfolgreiche Frau natürliche Gesichtswasser, die ihre Haut individuell pflegen und schützen.

Die Poren bleiben rein, die Haut kann bis in die Tiefe mit Feuchtigkeit und Nährstoffen versorgt werden.

Das Geheimnis des schönheitsköniglichen Gesichtswassers ist weder eine Erdölbasis, noch die high-tech Chemiekeule und auch keine zerstörerischen Nano-Partikel.

Das Geheimnis sind: frische, natürliche Rohstoffe. Individuell zusammengestellt für die jeweilige Haut ihrer Trägerin.

Nutzen Sie die natürlichen Kostbarkeiten heimischer und exotischer Pflanzen.

Ist Ihre Haut eher trocken? Dann Kamille, Rosenwasser, Gurke oder Hamamelis.

Haut mit Tendenz zum Öligen mag beispielsweise Zitronengras- oder Wacholderessenzen.

Die Essenzen können Sie in Wasser gelöst direkt als Tonic verwenden, oder aber Sie mischen sie in eines der folgenden Rezepte für eine perfekte Haut:

Prinzessins Basilikumtraum

Einige Blätter frisches (oder getrocknetes) königliches Basilikum mit dem Mörser zerkleinern und mit einer halben Tasse heißen Wassers überbrühen.

Gut umrühren und durch abseihen.

Wenn es handwarm abgekühlt ist, mit einem Teelöffel Aloe Vera Gel mischen.

Wirkt prima bei teenagerjungen Prinzessinnen, die mit ihrer Akne noch nicht ganz um Reinen sind.

Königin Mutters Entspannung

Honig ist die kostbare goldene Superingredienz!

Einen Teelöffel davon mit einem verquirlten Eiweiß und etwas frischem Zitronensaft mischen. Während das Eiweiß die Poren verfeinert, nährt der Honig Ihre Haut.

Und die Wirkung der Zitrone kennen wir bereits aus dem vorherigen Kapitel.

Staatsbesuch-Tonic

Eigentlich mag die Herrscherin ihn nur im Flugzeug: Den Tomatensaft.

Als schnelles Muntermacher-Gesichtswasser ist er deshalb auf Staatsbesuch-Reisen auch dann verfügbar, wenn andere Ingredienzen fehlen:

3 Teelöffel Tomatensaft mit 1 Teelöffel Honig mischen.

Geht auch auf die Schnelle zwischen 2 Diplomatengesprächen.

BESUCH AUS INDIEN: LAKSHMI BRINGT TURMERIC

Das Privatleben einer Königin kann einsam sein. An Menschen, die ihr huldigten, mangelte es Kleopatra sicher nicht. An einer ebenbürtigen Gesprächspartnerin wohl eher.

Da ist es eine willkommene Abwechslung, wenn die Cousine aus dem märchenhaften Orient auf einen Plausch und den Austausch von Beauty-Geheimnissen zu Besuch kommt.

Lakshmi ist die indische Göttin der Fruchtbarkeit, Gesundheit und Schönheit. Sie spendet Reichtum und geistiges Wohlbefinden.

Und in dieser Eigenschaft als Allrounderin arbeitet sie auch als Beschützerin der Pflanzen.

Und eine Pflanze hatte sie mit Sicherheit im Gepäck: Turmeric.

Turmeric gehört zur Ingwer-Familie. Aufgrund seiner goldgelben Farbe wird sie auch Gelbwurz genannt.

Das bei uns bekanntere Kurkuma ist ein wichtiger Bestandteil des Turmeric. Aus Gründen der besseren Lesbarkeit werde ich die beiden Begriffe hier synonym verwenden. Stimmt zwar chemisch nicht unbedingt, ist aber für unsere Zwecke vollkommen ausreichend.

Denn auf Gesundheit und Schönheit wirkt Turmeric, maßgeblich durch seinen Inhaltsstoff Kurkuma, wahrhaft göttlich.

Die Liste der Inhaltsstoffe liest sich wie der Beipackzettel einer exklusiven Beauty-Serie:

- Mangan:

Unerläßlich für die Produktion von Collagen für eine pralle, glatte, strahlende Haut. Sorgt für Geschmeidigkeit sogar bei sehr trockener Haut.

- Eisen:

Ist Bestandteil des roten Blutfarbstoffs. Es bindet den Sauerstoff, der über das Blut zu jeder einzelnen Zelle gelangt und sie, im besten Fall, optimal versorgt.

Damit ist Eisen eine wirksame Waffe gegen trockene, juckende Haut.

Und gegen Haarausfall.

Und gegen brüchige und spröde Nägel.

• Vitamin B6:

Auf der Haut zeigt sich ein Vitamin B6-Mangel als juckende, brennende und teilweise schuppende rötliche Hautentzündung. Über dem Mund oder Auge mit einer verstärkten Absonderung der Talgdrüsen. Schön ist das nicht...

• Kalium:

Kalium ist ein Elektrolyt. Es sorgt dafür, dass die Funktionsfähigkeit der Zellen und der Informationsaustausch zwischen den Zellen gewährleistet sind.

Ausreichender Wassergehalt der Zellen, den Aufbau von Eiweißen, die Aktivität verschiedener Enzyme und den Umbau von Kohlenhydraten zu Energie gehören dazu.

Fehlt Kalium, dann ist die Haut nicht mehr optimal durchfeuchtet und deshalb auch nicht mehr prall.

Sie wird trocken, die Gefahr für Akne steigt und es kann zu einer verzögerten Wundheilung kommen. Mit Schönheit hat das nicht viel zu tun...

- Kupfer:

Unterstützt unseren Organismus dabei, Falten zu reduzieren und Hautunreinheiten zu minimieren. Kupfer ist hilfreich bei Akne und Dermatitis (Entzündungen der Haut).

Und deshalb wundert es uns nicht, dass sich in einigen aktuellen wissenschaftlichen Studien gezeigt hat, dass Kupfer bei der Wundheilung beteiligt ist.

Nach so viel biochemischem Hintergrund zurück zum alltäglichen Leben am Hofe der Schönheits-Königin.

Was macht Frau denn nun mit diesem ganzen Wissen und mit Turmeric und Kurkuma?

Am Besten verwenden Sie es so, wie die schönen Inderinnen es seit tausenden Jahren tun:
Von Innen und von Außen.

Mit Spaß und Genuß, wann immer sich die Möglichkeit bietet. Achten Sie im Vorfeld unbedingt auf eine hohe Bio-Qualität Ihres Kurkuma.

Sie können die Knollen frisch kaufen, oder Sie legen sich einen Vorrat an Pulver zu. Kurkuma ist auch in Kapselform als Nahrungsergänzungsmittel erhältlich.

Kleopatra stand diese Form zwar noch nicht zur Verfügung, dafür hatte sie aber den Vorteil, daß sie eine Menge Bedienstete mit dem täglichen Einkauf belästigen konnte.

Wenn Sie nicht wissen, wo Sie diese ganzen exotischen Gewürze und Elixiere kaufen können, gehen Sie doch einfach auf meine Webseite www.detox-quantum.com.

Links und mehr Informationen zu den Zutaten finden Sie unter dem Button „Kleopatra". Dann bringt der Postbote die Päckchen.

Muß ja nicht immer der eigene Diener sein.

TURMERIC IM BADEZIMMER

Von der Küche in das Badezimmer ist es weder logistisch, noch funktionell ein weiter Weg.

Dr. Gawlik, mein väterlicher Homöopathielehrer aus Bad Tölz, hat es so ausgedrückt:

„Wenn du es nicht essen würdest – dann schmier' es dir auch nicht auf die Haut!".

In diesem Sinn ist Turmeric perfekt für die Schönheitspflege von innen und von außen.

Als Peeling entfernen Sie mit Turmeric abgestorbene Hautzellen; nicht nur im Gesicht, sondern auch an anderen, kritischen Stellen, wie z.B. an den Ellenbogen, oder, gerade im und nach einem langen Winter, an Oberarmen oder Waden.

Ein tolles Rezept: Kurkuma-Peeling

- ein Teelöffel Kurkuma-Pulver
- ein Teelöffel Olivenöl
- ein Teelöffel Kokosmilch

- als Peeling mit sanften, kreisenden Bewegungen über die Haut massieren und/oder

- als Maske 5 – 10 Minuten einwirken lassen.

Wichtig für die Hellhäutigen unter Kleopatras Schwestern: GUT abwaschen!!! Die Färbefähigkeit der Gelbwurz ist legendär.

Alternativ: Pahirs Lieblingsrezept:

- Kichererbsenmehl und Kurkuma-Pulver zu gleichen Teilen
- mit Wasser zu einer Paste verrühren
- Wenn Sie es lieber cremig mögen, nehmen Sie statt des Wassers frische Milch oder Joghurt.

- Auf Gesicht und/oder Körper auftragen und trocknen lassen.

- Dann leicht mit kreisenden Bewegungen abrubbeln und den

- Rest mit warmem Wasser abspülen.

Prinzessinnenzarte Haut ist das Ergebnis.

Königlich faltenfrei: Jetzt wird es richtig exotisch.

Wenn Sie sich diese Produkte zulegen, können Sie auch in der Küche mit original indischen Rezepten experimentieren:

Die lactovegetarische Variante

- Frische Milch
- Tomatensaft (der schmeckt sowieso nur im Flugzeug) und
- Reismehl mit
- Kurkuma-Pulver mischen;
- die Paste auf Ihre Gesichtshaut auftragen und antrocknen lassen.
- Dann wieder in kreisenden Bewegungen leicht abrubbeln.

Die Milchsäure aus der Frischmilch wirkt zusätzlich sanft aber gründlich bei der Entfernung abgestorbener Hautzellen.

Die zuckersüße Variante

Mischen Sie das
- Kurkuma-Pulver mit
- Buttermilch und
- Zuckerrohrsirup.
- Wie oben auftragen, antrocknen lassen, vorsichtig abrubbeln.

Lakshmis Geheimtipp seit Jahrhunderten gegen Altersflecken und tiefe Falten.

Die internationale Variante

Honig kennt man wohl in jedem Land. Seine Inhaltsstoffe einschließlich der wunderbaren Enzyme sind international im Einsatz für Schönheit und Gesundheit.

Die Mischung aus
- Kurkuma und
- Honig ist eine ganz wertvolle Essenz.
- Tragen Sie sie auf Gesicht und Hals auf, entspannen Sie sich und genießen Sie diesen goldgelben Luxus.

Sie entfernen damit nicht nur abgestorbene Hautzellen; gleichzeitig wird Ihre Haut genährt und die Poren gereinigt.

Nicht nur großporige Haut atmet regelrecht auf.

Als Feuchtigkeits-Maske

läßt Kurkuma Ihre Haut erstrahlen. Die Zellen können wieder viel mehr Wasser speichern, sind wunderbar durchfeuchtet, die Haut wird prall, glatt und elastisch.

Selbst bei trockener Haut können Fältchen reduziert werden.

Das Rezept ist einfach: Kurkuma-Feuchtigkeitsmaske

- 1 TL Kurkuma
- Joghurt nach Gefühl und Bedarf
- 5-10 Minuten einwirken lassen.
- Gut abwaschen.

Die Maske ist nicht nur ein Hit für trockene Haut.

Durch die antibakterielle Wirkung des Kurkuma eignet sie sich auch besonders gut bei unreiner Haut und sogar bei Akne.

Apropos Akne

Ich bin so sicher, dass Kleopatra keine hatte. Da geh ich jede Wette ein. Und wenn sich doch welche gezeigt hätte, dann hätte die ägyptische Königin sicherlich folgendes getan, um die Produktion öliger Absonderungen ihrer Talgdrüsen zu bremsen:

- Kurkuma-Pulver mit
- ein paar Tropfen Wasser und
- Zitronensaft mischen.

- Die Paste auf die von der Akne betroffenen Hautareale auftragen und
- etwa 15 Minuten einwirken lassen.

- Dann vorsichtig abrubbeln und
- die Reste mit klarem Wasser abwaschen.

Luxus pur

Oder Sie wählen Luxus pur: Vydehi, die Gattin des indischen Gottes Rama, ist nicht gerade bescheiden.

Sie teilt mit ihren Freundinnen diese Version:

- Kurkuma und
- Sandelholzöl mischen;

- als Trägerbasis hierfür eignet sich jede biologische Creme, die frei von Zusatzstoffen ist.

- Wenn Sie sich nicht entscheiden können, nehmen Sie unseren Favoriten auf www.detox-quantum.com/Kleopatras Geheimis. (Einen absoluten Geheimtipp, den stelle ich Ihnen auch im Kapitel „Einkaufen beim Zauberer" vor).

Das indische Sandelholz ist nun wirklich die ultimative Königinnen- und Göttinnen-Essenz. Noch heute ist es eine rare Kostbarkeit, deren Handel in Indien zum Glück strengen gesetzlichen Auflagen unterliegt.

Die Herstellung von Sandelholzöl ist aufwändig und auch noch im 21. Jahrhundert richtig teuer, so daß dieser Inbegriff für den duftenden Orient entsprechend kostspielig ist.

Dafür genügen bereits winzige Mengen, um die wunderbare Wirkung dieses exotischen Öls genießen zu können.

Nebenbei: können Sie sich vorstellen, daß die Herrscherin über das alte Ägypten schreckhaft, ängstlich und im Stil einer grauen Maus im Hintergrund steht, während andere ihr Zepter schwingen und sich in den Vordergrund spielen?

Selbstverständlich nicht. Und wenn sie doch mal einen schlechten Tag hatte:

Ein einziger Tropfen echtes Sandelholzöl auf einem Taschentuch in den Bereich der hübschen Nase gebracht ist völlig ausreichend, um Angst und Anspannung zu nehmen, das Selbstvertrauen zu stärken und den Geist anzuregen.

Machen Sie es wie die Königinnen: atmen Sie diesen samtigen Duft tief ein, und Sie werden sofort spüren, wie sich Nervosität und innere Verspannungen lösen und Sie wieder ins seelische Gleichgewicht gelangen.

Da regiert es sich doch schon viel einfacher.

Intermezzo:

NOCHMAL DER HINWEIS: Achten Sie unbedingt darauf, daß Sie bei allen Zutaten unbelastete, hochwertige Bio-Qualität verwenden.

Und machen Sie vor der Anwendung einen Verträglichkeitstest an einer kleinen Hautstelle. Auch Kleopatra hat auf alle chemischen und toxischen Zusatzstoffe in Nahrung und Kosmetik verzichtet.

Und wie jeder weiß hatte sie damit durchschlagenden Erfolg ☺.

Körpermilch

Kleopatra hatte nicht nur eine klare, strahlende Haut; wenn man ihren Bewunderern glauben darf, dann hatte ihre Haut hatte auch eine göttlich goldene Farbe.

Jetzt ist die durchschnittliche Mitteleuropäerin der ägyptischen Königin auf dem Gebiet der Hautfarbe nicht gerade ebenbürtig. Einen Hauch goldenen Schimmer können wir uns aber auch leisten. Und der muß nicht teuer sein.

Nehmen Sie etwas Kurkuma-Pulver und mischen Sie es in Ihrer Handfläche mit Ihrem Lieblings-Körperöl oder Ihrer favorisierten Körpermilch. Und dann wie gewohnt eincremen.

Ein Hauch goldenen Luxus begleitet Sie. Aber Achtung:

Sparsam mit dem königlichen Pulver umgehen. Sonst färbt sich Ihre Haut in einem leuchtenden Orange.

Insektenstiche

Stiche und Bisse von Insekten können dem gepflegten Äußeren einen schweren Schlag versetzen.

Rot, geschwollen und juckend bereichern sie weder ein schönes Dekolleté noch schmeicheln sie in anderer Form.

Mischen Sie Kurkuma-Pulver mit etwas Essig und geben Sie die Paste auf den betroffenen Hautbereich.

Linderung des Juckreizes und der Rötung werden sicher nicht lange auf sich warten lassen.

Gesundes, glänzendes Haar

Darauf strahlt nicht nur Prinzesschen's Krönchen nochmal so schön.
Voraussetzung für schönes Haar ist eine gesunde, optimal versorgte Kopfhaut.

Was richtig stört sind Schuppen und Irritationen.

Kurkuma ist ein wunderbares Mittel für beneidenswert schönes Haar.
Mischen Sie eine Paste aus etwas

- Kurkuma und
- Kokosöl,
- die Sie auf Ihre Kopfhaut massieren.

Wenn Sie gerade einen Diener zur Hand haben, der in der hohen Kunst der Kopfmassage bewandert ist, umso besser. Entspannen Sie sich, schließen Sie die Augen und genießen Sie die Kopfmassage.

- Lassen Sie die Paste mindestens 15 Minuten einwirken.

Wenn der Diener so lange keine Lust hat, dann eben ohne Massage.

- Danach wie gewohnt mit Shampoo waschen.

Insbesondere bei chemisch behandeltem Haar können Sie einen Vortest machen. Da Kurkuma ein bewährtes Färbemittel ist, besteht immer die Möglichkeit einer Farbänderung.

Strahlend weiße Zähne

können auch ein Ergebnis der Zahnpflege mit Kurkuma sein. Normalerweise ist das Pulver durch eine färbenden Fähigkeiten bekannt.

Bei der Zahnkosmetik wirkt es jedoch als Weißverstärker, ohne den empfindlichen Zahnschmelz anzugreifen.

Und so ganz nebenbei wirkt es auch im Mundraum entzündungshemmend und antibakteriell. Ein Plus für Zähne und Zahnfleisch.

Die Anwendung ist einfach:

- ein wenig Kurkuma-Pulver auf Ihre reguläre Zahnpasta streuen und wie immer putzen.

Und wenn Ihnen die Zahnpasta ausgegangen ist, kein Problem.

Die selbstständige Königin von damals und heute weiß sich zu helfen: Mischen Sie etwas

- Natron mit
- Wasser,
- eine Prise Kurkuma dazu,

- putzen wie gewohnt.

Nur Achtung: Lassen Sie das Kurkuma nicht allzu lang einwirken. Denn die Färbewirkung kann nach längerer Einwirkzeit doch eintreten, bei Ihrem Zahnschmelz und auch bei künstlichem Zahnersatz!

TURMERIC IN DER KÜCHE

Der ultimative Beauty-Drink

Trinken Sie sich schön.

Beim Mädels-Abend, so wie Kleopatra und Lakshmi nach ihrem Prunk-Bad in Eselsmilch; oder tun Sie es allein, als Start in einen erfolgreichen Tag oder als Beginn einer königlichen Nacht.

Dieser Schönheitstrunk regeneriert und nährt jede einzelne Zelle Ihres Körpers.

Sie nehmen:

- 1 Becher frische Bio-Milch oder Mandelmilch
- ½ bis 1 Teelöffel Curcuma-Pulver
- 2-3 Samen des grünen Kardamoms, ganz oder mit dem Mörser zerstoßen

- 2-4 schwarze Pfefferkörner
- eine Scheibe frischen Ingwer
- eine Prise Zimt

Diese Mischung einige Minuten erwärmen (im Topf, nicht in der Mikrowelle) und dann abseihen.

Lassen Sie es sich schmecken, entspannen Sie sich und genießen Sie die Regeneration Ihrer Haut und Ihres ganzen Körpers.

Königlich schlemmen und dabei entschlacken, den Körper wirklich nähren und bei Bedarf auch noch die überflüssigen Pfunde verlieren.

Und weil der Koch nicht immer Dienst hat, sollte es einfach , schnell und ohne großen Aufwand gehen.

Diese effiziente Art der Ernährung spart Zeit und Ärger und ist eines der Geheimnisse einer erfolgreichen Karrierefrau.

Schwierig ist es aber nicht.

Einige Rezepte finden Sie hier:

Rühreier indisch

- 6 Eier
- Etwas Milch
- 1 TL kaltgepresstes Olivenöl
- 1 kleine Zwiebel
- 1 rote Paprikaschote, gewürfelt
- 1 Knoblauchzehe, fein gehackt
- 1TL frischer Koriander, gehackt
- 1TL Kreuzkümmelsamen
- 1 TL Kurkuma Pulver

Die Zubereitung ist so einfach, daß es die ungeübte Hilfskraft in der Palastküche zur Not auch alleine erledigen kann:

- Das Olivenöl in einer großen Pfanne erwärmen; nicht zu heiß werden lassen.
- Dann kommen Zwiebeln,
- Knoblauch und
- Paprikaschote hinein,

- leicht glasig werden lassen.

- Währenddessen die Eier aufschlagen und mit
- der Milch in einer Schüssel verquirlen.

- Koriander, Kreuzkümmel und Kurkuma zum Gemüse in der Pfanne geben und mischen. 1 Minute köcheln lassen.

- Die gequirlten Eier dazu; stocken lassen, fertig. Ein Prise Salz und frisch gemahlenen Pfeffer dazu.

Ein königlicher Genuss für zwei Personen. Gesund, nährstoffreich und mit schlanken 360 Kalorien p. P. nicht nur ein wunderbares Frühstück in einen erfolgreichen Tag.

Geröstete Chili Kartoffeln

- 1 Pfund Kartoffeln, geschält und in Scheiben geschnitten
- 1/2 Tasse Olivenöl
- 2 frische Knoblauchzehen, gehackt
- 1 Zwiebel, gehackt
- 2 Stangen Sellerie, gewürfelt
- 1 TL Kreuzkümmelsamen
- 1 TL Kurkuma-Pulver
- 1 TL Koriander-Pulver
- 1 TL Chili-Pulver

Der Butler sollte den Backofen vorgeheizt haben, 200°C.

- Kartoffeln, Sellerie, Zwiebeln und Knoblauch in eine Auflaufform schichten.

- Mit dem Olivenöl übergießen und gut mischen, sodaß wirklich alles mit dem Öl überzogen ist.

- Kreuzkümmel, Koriander, Kurkuma und Chili-Pulver dazugeben und nochmal gut durchmischen.

- Das Ganze für 45-50 Minuten in den Ofen schieben, bis die Kartoffeln knusprig werden.

Solo oder als Beilage einfach göttlich. Reicht auch für 4 Personen, wenn überraschend die Prinzessinnen der Nachbarreiche zum Regierungsaustausch hereinschneien.

Lecker, voller Lebenskraft und mit 325 Kalorien pro Portion viel Lebensenergie pro einzelner Kalorie.

Gerösteter Blumenkohl mit Kurkuma und Zitronenpfeffer

Ein königliches Beauty- und Wellness-Rezept muß ich Ihnen noch verraten.

Es ist auch aus Vydehi's Kochbuch der bewährten indischen Küche und seit Äionen ein Geheimnis der Schönen und Mächtigen.

Supereinfach, superwirksam und superlecker:

- 1 mittelgroßer Blumenkohl
- 1 TL Persiensalz
- 70 ml Olivenöl
- 1TL Zitronenpfeffer
- 2 TL Kurkuma-Pulver
- 2 TL Curry-Pulver

Der Butler ist wieder gefragt: den Ofen vorheizen, 200° C. Und dann kann er gleich eine Auflaufform rauslegen.

Jetzt den
- Blumenkohl in die einzelnen Röschen zerteilen.
- Salz, Öl und Gewürze gut mischen.
- Mit dieser Marinade die Blumenkohlröschen gut umhüllen.
- Dann in die Auflaufform legen und etwa 20 Minuten im vorgeheizten Ofen garen.

Ich will gar nicht über die gesundheitlichen Vorteile sprechen. Denn das Schwelgen in diesem göttlichen Geschmack überwiegt sogar die logisch-wissenschaftlichen Aspekte.

Falls, wider Erwarten, etwas übrig bleiben solle, ist dieses Gericht auch kalt ein kulinarischer Traum.

Und mit entspannten 160 Kalorien pro Portion einer, den Sie sich gönnen dürfen, sooft Sie möchten.

Zusammengefasst:

Turmeric, die Gelbwurz oder hier der Einfachheit halber auch Kurkuma ist unerläßlich für die königliche Schönheit und Leistungsfähigkeit.

Es gibt noch viele andere, gesundheitliche Aspekte, die ihm aus Jahrtausenden der Erfahrungsheilkunde nachgesagt werden. Dazu finden Sie in unregelmäßigen Abständen Informationen im Internet unter www.detox-quantum.com.

Für die Verwendung in der Küche gilt ganz allgemein:

- Kurkuma hat einen milden, erdigen Geschmack und passt perfekt zu Reis, Gemüse und Fischgerichten.

- Streuen Sie es über rohe und gekochte Gemüse

- In Ihre Salatsoße passt es auch ganz hervorragend

- Ob Sie mit Kokosöl kochen oder Olivenöl bevorzugen, Kurkuma ist ideal in jeder Kombination

- Es ist ein toller Begleiter für Grillfleisch

- Sie werden es lieben in Suppen und Eintöpfen

- Peppen Sie Ihren Eiersalat und Ihren Kartoffelsalat mit dem sonnigen Gelb des Kurkuma auf

- Wenn Sie vor dem Kochen nur einen Hauch Kurkuma in Ihren weißen Reis geben, leuchtet auch er sonnengelb, ohne daß der Geschmack verändert ist.

- Und der Pizzateig bekommt eine königliche Farbe, wenn Sie dem Mehl etwas Kurkuma-Pulver zufügen.

- Tomaten und Kurkuma ergänzen sich wunderbar. Sowohl was den gesundheitlichen als auch was den geschmacklichen Aspekt anbelangt.

Von dem sonnengelben Kurkuma zu einem ganz anderen Aspekt der königlichen Beauty-Schatzkiste.

HAUT – SPIEGEL DER SEELE

Daß die Haut der Spiegel der Seele ist, ist eine altbekannte Weisheit.

Es gibt die dünnhäutigen Menschen, denen jedes kleine Problem zu Nahe geht, es gibt die, die gar nichts juckt; vor Schreck oder Ekel bekommen wir eine Gänsehaut oder werden bleich; wenn es peinlich wird, gern auch mal rot.

Und Zornesfalten lassen sich ganz deutlich unterscheiden von Lachfältchen.

Kleopatra war eine Strategin, eine erfolgreiche Politikerin. Sie hatte ein wirklich immenses Selbstbewußtsein und war nicht nur wegen ihrer Schönheit, sondern auch wegen ihrer Intelligenz, ihres Ehrgeizes und ihrer starken Ausstrahlung berühmt.

Und das hatte sie sich hart erarbeitet.

Das Leben der kleinen Kleopatra war, gelinde gesagt, suboptimal für ein zartes Wesen.

Papa Ptolemaios XII stand unter der Fuchtel der Regierenden von Rom und hatte mit seinen Bestechungsgeldern an die Drahtzieher ganz Ägypten in die Pleite geführt;
Mama war tot, Schwester Berenike wegen Aufmüpfigkeit vom Papa um die Ecke gebracht.

In Papas letztem Regierungsjahr wurde Kleopatra mit ihrem kleinen Bruder verheiratet (wer will denn sowas als Teenager?) und Papas politisches Erbe an die beiden war ein völlig überschuldetes Land mit einer hungernden, unzufriedenen Bevölkerung.

Also wirklich keine Situation für ein dünnhäutiges Mädchen. Eher was für eine Schönheit, die ein dickes Fell mitbrachte.

Das ist heute nicht anders. Vor kurzem wurde im "Journal of Investigative Dermatology" eine europäische Studie vorgestellt.
Demnach „...leidet jeder dritte Patient mit einer Hautkrankheit auch an psychischen Belastungen."

Und weiter heiß es: „...Die Deutsche Gesellschaft für Psychosomatische Medizin (DGPM) spricht sich daher dafür aus, bei Diagnose und Therapie von dermatologischen Krankheiten auch die Psyche miteinzubeziehen." Ganzheitlich gedacht. In der Schulmedizin. Das freut die Naturheilkundlerin.

Für die Studie wurden in dreizehn Staaten rund 3.600 Menschen mit Hautkrankheiten befragt und untersucht. Es stellte sich heraus, dass 29 Prozent der Patienten gleichzeitig auch an einer psychischen Erkrankung litten. In der Kontrollgruppe lag dieser Anteil nur bei 16 Prozent.

Außerdem war der Anteil von Menschen mit Depressionen unter den Hautkranken mehr als doppelt so hoch, und Angsterkrankungen oder Suizidgedanken traten anderthalbmal so häufig auf wie in der Kontrollgruppe.

Zusammengefasst: Kummer, Zorn, mangelndes Selbstbewußtsein, Depression, Angst ... all das ist alles andere als Ihrer Schönheit zuträglich.

Was also tun gegen die Widrigkeiten des Lebens?

Ich habe schon eine Ahnung, was Ihr Arzt und Apotheker Ihnen raten würde. Ich habe einen anderen Tipp.

Wie immer einfach, effektiv und kostengünstig. Leider diesmal nicht ganz nebenwirkungsfrei:

LOVE IT, CHANGE IT or LEAVE IT.

Lieben Sie es, ändern Sie es oder lassen Sie es einfach. Was immer es ist.

Ihr Partner/Ihre Partnerin ? Ist er Ihr Traummann/Ihre Traumfrau ?

Dann ist sie, er es auch mit der einen oder anderen Macke.

Passt die Situation so halbwegs, dann ändern Sie das, was änderbar ist. An der Situation wohlgemerkt, nicht an Ihrem Lebensgefährten.

Oder passt es nicht, dann sind wir bei den Nebenwirkungen. Trennen Sie sich, gehen Sie in sich und suchen Sie einen neuen Weg.

Ihr Arbeitsplatz?

Super zufrieden? Herzlichen Glückwunsch.

Geht so? Dann machen Sie eine Weiterbildung oder bewerben Sie sich innerhalb der Firma auf eine andere Stelle.

Furchtbar? Dann kündigen Sie. Suchen Sie sich was anderes. Machen Sie sich selbstständig. Gehen Sie den Jakobsweg oder fahren Sie nach Ägypten und suchen Sie sich Inspiration.

Geht nicht? Weil Sie Verpflichtungen haben? Das Geld fehlt? Sie niemanden vor den Kopf stoßen möchten? Ihre Ausbildung nicht mit Ihren Wünschen korrespondiert? ...

Manchmal sind die Voraussetzungen alles andere als optimal. Wie bei Kleopatra.

Oder bei dem kleinen Mädchen aus New York City.

Ihr Vater verläßt früh die Familie. Farbiges Kind einer alleinerziehenden Mutter in den 1950ger Jahren, aufgewachsen im prüden Amerika.

Sie träumt davon, berühmt zu sein – und ist miserabel in der Schule, kein Wunder, sie leidet unter Dyslexie, Lese- und Rechtschreibschwäche.

Sie wird größer, verdient sich ihren Lebensunterhalt als Bauhelferin und Trauerrednerin. Naja, und träumt davon berühmt zu sein. Alleinerziehende Mutter mit 18. Drogensucht.

Was konstant bleibt ist der Traum von der Karriere als berühmte Schauspielerin. Kann ja nichts werden; Geld fehlt, Ausbildung passt nicht, Sucht-Persönlichkeit. –

Heute ist Whoopi Goldberg eine der erfolgreichsten Schauspielerinnen in den USA. Love it, change it or leave it.

Die passenden Voraussetzungen können Sie sich jeden Tag neu erschaffen. Sobald Sie wissen, was Sie wollen (Mehr dazu finden Sie auch in meinem Buch „Faszination Aurachirurgie", mit einem Klick bei Amazon direkt nach Haus geliefert).

Machen Sie es wie Kleopatra. Machen Sie das Beste aus Ihrem Leben, nicht aus den Voraussetzungen. Die ignorieren Sie.

Als 18jährige wurde Kleopatra verheiratet mit dem 8 Jahre jüngeren Bruder. Da kann man schon mit der Schönheitspflege auf Kurzprogramm schalten.

Wozu in der Situation baden, pflegen, duften und sich ein attraktives Äußeres erarbeiten?

Weil Kleopatra noch was vorhatte. Wichtige Männer betören. Julius Caesar, Marcus Augustus. Berühmteste Königin des alten Ägypten zu werden.

In der Jogginghose, mit Akne, Falten, Cellulite und dünnem Haar? Eher nicht.

Wenn Sie also wirklich den Wettbewerb mit Kleopatra aufnehmen wollen, dann gehört das Basenbad, das Peeling, die Rundumversorgung mit lebendigem Wasser und Nährstoffen zu Ihrem Pflichtrepertoire.

Und genauso wichtig sind Ziele, die Sie glücklich machen.

Die Sie erreichen werden. Nicht leicht und locker, sondern mit Hingabe, mit persönlichem Wachstum, mit Ausdauer und vor allem mit Freude und einer gesunden Portion Selbstliebe.

Trennen Sie sich von allem, was Ihnen nicht gut tut. Dann haben Sie plötzlich viel mehr Zeit für das, was Sie lieben. Was Sie weiterbringt. Was Sie glücklich macht.

Nehmen Sie sich mal viel Zeit für sich selber. Machen Sie sich gleich jetzt zwei Listen. Sofort hier in dieses Buch:

Liste 1:

Das liebe ich   ...

Das ändere ich...

Das lass ich ...

Und gleich noch die zweite Liste:

Alles was mich glücklich macht:

Und jetzt geht es an die Umsetzung: Definieren Sie Ihr Ziel. Überlegen Sie sich genau, was Sie haben möchten und bis wann das so sein soll.

Legen Sie Ihre gesamte Aufmerksamkeit auf das, was Sie erreichen möchten.

Und jetzt stellen Sie sich vor, es ist bereits soweit.

Wie fühlt es sich an? Wie geht es Ihnen jetzt? Sind Sie glücklich? Sind Sie entspannt? Selbstsicher?

Je genauer Sie sich die Situation verstellen, desto exakter weiß das „Schicksal", was es für Sie bereitstellen darf.

Und schränken Sie das „Schicksal" nicht in seinen Handlungsmöglichkeiten ein. Es ist völlig egal, welchen Weg es wählt, um Sie zu Ihrem Ziel zu führen.

Sie geben Ihr Bestes, und die Umstände arbeiten mit Ihnen. Stellen Sie sich keinen Lottogewinn vor, vielleicht hat das Schicksal ein Erbe von einem begüterten unbekannten Verwandten aus Übersee im Auge.

Was Sie möchten ist vielleicht ein schönes Haus, abbezahlt, groß genug für die ganze Familie.

Ob Sie das Haus erben, im Lotto gewinnen oder durch einen neuen Arbeitsplatz so viel Geld verdienen, daß Sie es sich in kurzer Zeit dadurch leisten können spielt keine Rolle.

Stellen Sie sich vor, Sie sitzen entspannt auf Ihrer wunderschönen Terrasse, die Sonne scheint hell und warm, eine Tasse Kaffee und ein leckeres Stück Kuchen.

Schmecken Sie den Kuchen. Schokoladensahne, eindeutig.

Es riecht nach Ihren Lieblingsblumen, Rosenduft, nur ein Hauch.

Spüren Sie die Anwesenheit Ihrer Lieben.

Und so weiter und so fort. Lassen Sie die Situation in Ihrem Kopf entstehen, dann kann sie auch in Ihr Leben treten.

Warum ist das so? Weil wir mit unseren Gedanken unsere Realität erschaffen. Mit unseren Hoffnungen und Wünschen. Und mit unseren Zweifeln genauso.

Zumindest behauptet das die Quantenphysik; eigentlich ihre Vertreten Albert Einstein, Werner Heisenberg, Niels Bohr, Max Planck und andere.

Die genannten Herren waren alle Physiker und haben alle den Nobelpreis für Physik erhalten.

Also gehen wir doch mal davon aus, dass sie zumindest im Ansatz Recht haben.

Das bedeutet dann tatsächlich, daß wir uns unsere Wirklichkeit selbst erschaffen.

Dazu ein kurzer Ausflug in ein Kapitel aus meinem Buch ‚Faszination Aura Chirurgie‘:

MATERIE – ENERGIE – INFORMATION– EMOTION

Kennst du die Geschichte von dem LKW Fahrer, der in seinem Tiefkühllaster eingesperrt war?

Er hatte gerade den Kühlbereich gereinigt, als die Tür zu fiel und das Schloss einrastete. Von innen ließ sich die Tür nicht öffnen, und sein Kollege war bereits nach Hause gegangen.

Der arme Mann war gefangen und es sah so aus, als müsse er die ganze Nacht in seinem kalten Gefängnis verbringen.

Er wurde am nächsten Tag gefunden. Tot. Seine Muskeln waren steif und er zeigte alle Zeichen einer Erfrierung. Na klar, denkst du. Er war Stunden im Tiefkühllaster eingesperrt.

Jetzt kommt das Bemerkenswerte: Der Kühllaster war nicht in Betrieb! Und es war ein sommerlicher Tag. Es gab ganz sicher keine arktischen Temperaturen im Wagen.

Warum also ist der Mann erfroren?

Bruce Lipton hat es uns in seinem Buch „Intelligente Zellen" erklärt: Die Zellen reagieren bereits auf die „Absicht", eigentlich auf den Fokus.

Nun hatte der LKW-Fahrer sicher nicht die bewusste Absicht, zu erfrieren.

Aber seine Erfahrungen ließen ihn zum Einen „wissen", dass in einem Tiefkühllaster (im laufenden Betrieb) Temperaturen im zweistelligen Minusbereich herrschen.

Und zum Zweiten „wusste" er, dass ein Mensch bei Minustemperaturen ohne Kälteschutz nicht lange überleben kann und erfriert.

Diese beiden „unumstößlichen Wahrheiten" bestimmten seine Wahrnehmung.

All seine Emotionen richteten sich darauf aus. In seinem Fall war es wohl ausschließlich und fokussiert die Angst vor dem Tod durch Erfrieren.
Denn was er, blind vor Angst, nicht bemerkte war die Tatsache, dass die Kühlaggregate nicht in Betrieb waren.

Er hatte sich durch seinen Fokus und die dazu passenden Emotionen seine tödliche Realität geschaffen.

Was genau sind denn diese mächtigen Emotionen?

Inzwischen, aus reiner Gewohnheit, fragen wir wieder Wikipedia: „Das Fremdwort Emotion benennt ein Gefühl, eine Gemütsbewegung und seelische Erregung."

So auch bei unserem LKW-Fahrer. In seinem Fall handelte es sich um das Gefühl der Angst, die ihn und sein gesamtes Bewusstsein auf diesen einen Punkt „schutzlos der arktischen Kälte ausgeliefert zu sein" konzentrierte.

Wikipedia weiter: „Sie (die Emotion) ist ein psychophysiologisches, auch psychisches Phänomen, das durch die bewusste oder unbewusste Wahrnehmung eines Ereignisses oder einer Situation ausgelöst wird.

Das Wahrnehmen geht einher mit physiologischen Veränderungen, spezifischen Kognitionen, subjektivem Gefühlserleben und reaktivem Sozialverhalten.

Die Psychophysiologie befasst sich mit den Beziehungen zwischen psychischen Vorgängen und den zugrundeliegenden körperlichen Funktionen. Sie beschreibt, wie Emotionen, Bewusstseinsänderungen und Verhaltensweisen mit Hirntätigkeit, Kreislauf, Atmung, Motorik und Hormonausschüttung zusammenhängen." (Die zusammenfassende Kurzversion von Bruce: „Die Zellen reagieren bereits auf die Absicht")

Der Körper des Menschen weiß, wie er sich bei Kälte verhalten muss. Erst versucht er, die Körperkerntemperatur konstant zu halten. Durch automatisiertes Muskelzittern produziert er Wärme. Das kennen wir alle.

Zusätzlich ziehen sich die Blutgefäße in den Armen und Beinen zusammen und verringern die Durchblutung der äußeren Körperregionen.

Es entsteht eine „Schale", in der das kalte Blut bleibt. Ein Austausch der Körperwärme zwischen Schale und Körperkern findet nach einer Weile kaum noch statt.

Bleibt der Mensch in der kalten Umgebung, trübt sein Bewusstsein immer mehr ein. Es scheint, als ob der Mensch schläft.

Dann kommt es auch zu einer Abschwächung der Reflexe. Dadurch hört das Muskelzittern auf.

Sinkt die Körpertemperatur auf weniger als 28 °C ab, kommt es zum Verlust des Bewusstseins, einem unregelmäßigen und abgeschwächten Puls, und dann zu einem Atem- und Kreislaufstillstand infolge von Herzrhythmusstörungen.
Unser Patient stirbt.

Das Spannende ist jetzt: All diese körperlichen Abläufe können also nicht nur durch tatsächliche

Minusgrade in der Umgebung verursacht werden, sondern bereits allein durch die reale panische Angst davor.

Und den so verursachten hochemotionalen Fokus, den wir genau auf dieses Thema richten.

Also Tod durch Einbildung. Das ist neu, oder?

Nicht wirklich. Nun musst Du nicht gleich an der schädigenden Information sterben. Oft genug wird Deinem Körper einfach nur die Heilung richtig schwer gemacht. Das Phänomen ist bekannt unter dem Begriff „Nocebo". (Mehr dazu in „Faszination Aura Chirurgie")

Zurück zum Thema „Kleopatra: königlich erfolgreich und göttlich schön".

DETOX – KÜCHE: SCHÖNHEITS-KÖNIGLICH SPEISEN

Nochmal zurück zum Thema Essen. Speisen. Den Körper und die Seele nähren. Ein wunderbares Thema.

Einfach und doch wirkungsvoll unterstützt unser beauty-food den Zellstoffwechsel besser als so manches teure und komplizierte Mittel. Es aktiviert unseren Zellstoffwechsel.

Wenn der Zellstoffwechsel optimal funktioniert, kann der Körper auf viele gesunde, wohlgenährte und aktive junge Zellen bauen.

Und das ist ein wahrer Jungbrunnen.

Sogar in der Krebstherapie hat sich dieses einfache Mittel aufgrund seiner Wirkung einen guten Namen gemacht.

Die Rede ist von der

Quark (Topfen) - Leinöl - Speise

Schon in den 20-er Jahren wurden diese simplen Zutaten in der Schönheitspflege und in der Medizin angewandt.

Verfeinert und wissenschaftlich untermauert wurde es dann in den 50er Jahren von Frau Dr. Johanna Budwig.

Diese schlichte Speise ist ein wahres Wundermittel für die Verjüngung Ihrer Zellen. Der Grund warum es wirkt ist simpel, aber es brauchte einige Jahre um heraus zu finden, was sich da biochemisch tut.

Sauerstoff ist das Zauberwort.

Die Kombination macht's:

- Die Milch von Ziege, Schaf und Kuh enthält die schwefelhaltigen Aminosäuren Methionin und Cystein.

- In Leinöl finden sich Linolsäure und Alpha-Linolsäure (Omega-3).

Bringen wir die beiden Teams zusammen, dann wird die Sauerstoffaufnahme in der Zelle stark begünstigt.

Und darüber freut sich jede gesunde Zelle. Sie kann sich leichter mit Sauerstoff und den notwendigen Nährstoffen versorgen und im Gegenzug die Schadstoffe leichter entsorgen.

Krebszellen jedoch hassen Sauerstoff.

Je mehr Sauerstoff in der Zelle verfügbar ist, desto größer sind ihre Abwehrkräfte. Bei einer immungeschwächten, bereits veränderten Krebszelle ist der Sauerstoffgehalt sehr gering.

Bekommt diese Zelle aber die Gelegenheit den Sauerstoffgehalt wieder zu erhöhen, so kann sich das Gewebe regenerieren respektive die Krebszelle persönlich begeht im besten Fall gewissermaßen Selbstmord.

Also, Omega-3 Fettsäuren und Aminosäuren sind wichtige Partner bei der Sauerstoffaufnahme und -verwertung in der Zelle und somit wesentlich für ein starkes Immunsystem, Stoffwechsel und Vitalität notwendig.

Und damit automatisch für ein frisches Aussehen und jugendliche Ausstrahlung.

Kleopatra hatte ganz sicher Lein und Leinöl auf ihrem Speiseplan, denn im alten Ägypten ist Lein von Alters her bekannt.

Das zeigen uns archäologische Funde; Brot aus reinen, gerösteten oder nicht gerösteten Leinsamen, sowie die Beimengung von Leinsamen zu Mehl.

Also eine strahlende Haut und eine jugendliche Ausstrahlung wie die „schönste Frau, die ein Auge je sah", beginnt mit dem Frühstück:

Grundrezept:

- 1 EL Leinöl

- 3 EL Quark

- 3 EL Milch

- Gutes Mineralsalz

Leinöl, Milch, Quark und nach Geschmack auch eine Prise Mineralsalz vermischen und täglich genießen.

Soweit die Basiscreme. Super wirkungsvoll. Allerdings allein schnell mächtig fad.

Deshalb der Tipp: Mischen Sie doch was Sie wollen.

Und was Ihnen guttut. Oder was gerade in Ihrem Garten wächst.

Beeren, Früchte aller Art, Kräuter und „Un-Kräuter", Gemüse, Bärlauch und andere Zwiebelige...Auch eine Prise Kurkuma (Sie erinnern sich) passt hier ganz ausgezeichnet.

Die Möglichkeiten sind unbegrenzt und so vielfältig wie Ihre Kreativität. Einige Beispiele:

Müsli- (nicht nur zum) Frühstück:

- 1-2 Esslöffel Leinöl

- 2 Esslöffel Milch

- 150 g (Mager-) Quark

- 1-2 Teelöffel Honig (je nach Geschmack)

- 2 Esslöffel bestehend aus einen Gemisch aus
- Leinsamen,   Sonnenblumenkernen, Weizenkeimen, Nüsse

- 3 Esslöffel gewürfelte Früchte nach Jahreszeit

- Zimt, Kardamom etc. je nach Geschmack

Quark, Milch und Leinöl glattrühren bis kein Öl mehr sichtbar ist und die restlichen Zutaten beigeben. Abschließend mit Honig und Gewürzen je nach Bedarf abschmecken.

Göttlicher Smoothie:

- 1-2 TeeLöffel Leinöl

- Banane

- 100 ml Orangensaft

- 1 Prise frisch gemahlenen schwarzen Pfeffer

- 100 ml Wasser

- 1 Handvoll Radieschenblätter

- Limette, alternativ Zitrone

Die dunkelgrünen, knackig frischen Blätter der Radieschen gründlich waschen und in den Mixer geben.

Danach die Banane schälen und ebenfalls in den Mixer geben.

Die Zitrone halbieren und den Saft in den Mixer pressen. Danach die anderen Zutaten dazu und alles gut mixen, bis Sie ein smaragd-grüner Smoothie anstrahlt.

In Gläser füllen und genießen.

Leinöl –Lunch:

• Pellkartoffel(n)

• Quark (Topfen)

• Angeschwitzte   Zwiebel   (alternativ
  Frühlingsziebel)

• und Leinöl

Jetzt wird es so einfach, daß der Lunch auch an
Tagen zubereitet werden kann, an denen der Koch frei
hat:

Lieblingsteller rausstellen, gepellte Pellkartoffeln
drauflegen, (Frühlings-) Zwiebeln daneben, Quark
dekorativ dazu und das Ganze mit reichlich Leinöl
beträufeln.

Nach Geschmack mit Mineralsalz und frisch
gemahlenem Pfeffer adeln. Guten Appetit.

Super-Power-Beauty-Drink :

Mädelsabend! Ihre besten Freundinnen kommen zu Ihnen nach Hause und freuen sich auf den gemeinsamen Schönheitsabend.

Beauty pur mit Natron-Bad, Hand- und Fußpeeling, Kurkuma-Maske. Ein Glas Sekt inklusive. Und der Super-Power-Beauty-Drink, mit dem Sie sich eine Extra-Massage verdienen:

- 250 ml   Buttermilch

- 250 ml   Lieblingssaft   nach   Geschmack
  (Orange, Johannisbeer, Kirsche)

- 100 ml   Karottensaft

- 1 kleine Banane

- 1-2 TL   Honig

- 3 EL   Leinöl

Mit dem Mixer verrühren und auf 3 Gläser verteilen.
Reicht möglicherweise auch für 4. Wenn's sein muß...

Wenn's schnell gehen muß: süßer30-Sekunden-Dip

Brötchen oder irgendein Brot Ihrer Wahl

1 Schälchen   Zucker

1 Schälchen   Öl (Leinöl)

Brötchen und/oder Brot (gern auch verschiedene Sorten mischen) in mundgerechte Stücke schneiden und in einer dekorativen Schale anrichten.

Dazu die Schälchen mit Zucker und mit Leinöl stellen und die Lieben um den Tisch versammeln.

Brot auf eine Gabel spießen, ins Öl tauchen und danach in den Zucker.

Als Frühstück lecker, als Nachtisch begehrt und auch zwischendurch und/oder alleine ein echter Genuß.

Besuch von der Nordsee: Hildegard's Matjes

Kleopatra hatte nicht nur politische Kontakte in das herrschende römische Reich. Sie suchte auch weiter nördlich nach Kolleginnen im Geiste, die den Machenschaften der römischen Machthaber ebenfalls nicht so ganz trauten.

So traf sie auch auf Hildegard, eine blonde, nordische Walküre, die sich auf die Kraft des Meeres verließ.

Von ihr kam folgendes Leinöl-Rezept in Kleopatra's geheimes Kochbuch:

- 8   Matjesfilets

- 2   Zwiebeln

- 2 Gewürzgurken

- Leinöl

- Mineralsalz

- Frisch gemahlener Pfeffer

Matjes in mundgerechte Stücke schneiden, Zwiebeln klein würfeln. Gewürzgurken auch. Dann alles gut mischen und mit viel gutem Leinöl begießen Salz und frisch gemahlenen Pfeffer darüber streuen.

Nochmal mischen und wenn möglich über Nacht ziehen lassen. Für empfindliche Mägen des 21. Jahrhunderts im Kühlschrank!

DER HIT SEIT JAHRTAUSENDEN: MAGNESIUMÖL

Magnesium ist unerlässlich für die Funktionsfähigkeit jeder einzelnen unserer Zellen. Viele kennen es als das Mittel gegen Wadenkrämpfe. Tatsächlich ist es so viel mehr als das.

Magnesium ist für alle erdenklichen Vorgänge in unserem Körper notwendig. Uns interessiert heute in erster Linie der Bereich Schönheit und Erfolg. Und da ist es ganz groß, denn Magnesium hat einen wunderbaren antiaging-Effekt. Wenn Sie es richtig anwenden!

Tatsächlich haben die meisten Menschen heutzutage einen deutlichen Magnesiummangel.

Das liegt zum Großteil daran, dass unsere Nahrungsmittel nicht mehr genügend Magnesium beinhalten. Grund dafür sind die ausgelaugten Böden, die durch die extensive industrielle Bewirtschaftung ihrer Inhaltsstoffe beraubt werden, ohne daß wir ihnen etwas zurückgeben.

Am Ende der Nahrungskette stehen wir dann wieder selber. Mit einem Magnesiummangel, den unsere Vorfahren in dieser Form gar nicht kannten.

Wenn wir Magnesium oral aufnehmen, dann resorbiert unser Körper es über den Darm. Allerdings haben wir dabei ein Menge Schwund; der Körper nimmt nur etwa 30, höchstens 40 Prozent des Magnesiums aus der Nahrung und der oralen Magnesium-Substitution auf.

Und das auch nur dann, wenn genügend Vitamin D und Parathormon aus den Nebenschilddrüsen die Aufnahme optimieren.

Und wenn der Darm zusätzlich vollkommen gesund ist. Das bedeutet, daß er weder ein Problem mit zu viel Zucker hat, noch unter Durchfall oder Verstopfung leidet, daß keine Antibiotika Behandlung ihm Schaden zugefügt hat etc. etc. Sind wir ehrlich: Die meisten von uns haben da eher schlechte Karten.

Also was tun? Am Besten zurück zu den Geheimnissen der schönen Königin.

Kleopatra hatte, das weiß ich ganz sicher, keine Magnesium-Tabletten als Nahrungsergänzungsmittel in ihrem Badezimmerschrank stehen. Sie bevorzugte eher die transdermale Version, also die Verabreichung „über die Haut".

Hätten wir uns gleich denken können: Vollbad, Fußbad oder Körperspray, das ist ihr Ding.

Das funktioniert ganz einfach mit Magnesiumöl.

Selbstredend ist es für die Schönheits-Königin ganz besonders wichtig zu wissen, dass Magnesium unerlässlich ist für die Fähigkeit des Körpers, Kollagen zu bilden.

Kollagene Fasern sind zuständig für die Elastizität unserer Haut. Sie wirken im Prinzip wie Gummibänder.

Sie bilden ein Gitter für unsere Zellen, und egal ob wir die Stirn in Zornesfalten legen oder ob herzhaftes Lachen einige Falten um unsere Augen zaubert – nach Beendigung der Mimik ist unser Gesicht so glatt wie vorher.
Soviel zur Theorie.

In der Praxis funktioniert das auch.
Allerdings meist nur, bis wir Ende 20 sind. Danach tut sich unsere Haut immer schwerer, in die ursprüngliche, glatte Position zurück zu finden. Denn ab diesem Alter reduziert sich die Kollagenbildung, die

„alten" Gummibänder leiern aus und die Falten beginnen. Spätestens jetzt können Sie beginnen, Ihre Haut mit Magnesiumöl zu verwöhnen.

Magnesiumöl ist eine gesättigte Lösung aus Magnesiumchlorid und Wasser.

Sie können sie selber herstellen, indem Sie energetisiertes Wasser und Magnesiumchlorid im Verhältnis 7:3 mischen; oder Sie kaufen es bereits fertig. Herstelleradressen finden Sie bei www.detox-quantum.com unter der Rubrik Kleopatra.

Magnesiumöl ist also nicht wirklich ein Öl, sondern eine wässrige Lösung. Aber sie sieht ölig aus und fühlt sich auch so an. Sehr angenehm und wunderbar weich.

Sie könnten das Magnesiumöl jetzt bedenkenlos in geringen Mengen den Mund nehmen. Das bringt aber keinen Vorteil.

Füllen Sie stattdessen es in eine Sprühflasche und sprühen Sie Ihre Arme und Beine ein. 30-60 Minuten einwirken lassen und dann wie üblich in die Badewanne oder Dusche gehen.

Das Magnesium, das Sie so aufgenommen haben, schützt Sie vor den Schäden durch zu viele freie Radikale.

Und was passiert dann?

Das passiert, wenn Sie Ihrem Körper genügend Magnesium zur Verfügung stellen:

- Die Faltenbildung wird verlangsamt

- Cellulite wird reduziert

- Die Haut wird besser durchfeuchtet

- Entzündungen werden reduziert

- Hauterkrankungen können leichter abheilen

- Akne kann sich zurückbilden

- Ihr Haar kann dicht und glänzend wachsen.

BEIM ZAUBERER – WASSER IM 4. AGGREGATSZUSTAND

Wasser ist ein Mysterium. Nicht nur für die Zauberer der alten Zeiten, sondern genauso für die Wissenschaftler des 21. Jahrhunderts.

Schon wieder Informationen zu Wasser? Dabei kennen Sie doch schon so viel? Endlose Berichte über die Notwendigkeit, das richtige Wasser zu trinken.

Mineralwasser, Quellwasser, oder doch das Leitungswasser. Osmosewasser, Steinewasser, Polarwasser etc..

Und jetzt Kristallwasser. Gleiches Thema? Mitnichten!

Heute geht es um das Kristallwasser - Wasser im vierten Aggregatszustand. Lassen Sie sich überraschen.

Wir fangen trotzdem am Anfang an: Die sogenannte „Anomalie des Wassers" ist dem Durchschnittswissenschaftler bis heute nicht erklärbar:

Wasser dehnt sich aus, wenn es gefriert, und zwar um fast 10%.

Im flüssigen Zustand sind seine Moleküle nur lose über Wasserstoffbrücken verbundenen, bilden sozusagen ein Chaos.

Wenn sie aber gefrieren, dann bilden diese Wassermoleküle ein weitmaschiges, mit zahlreichen Hohlräumen durchsetztes Kristallgitter, das mehr Platz einnimmt, als die Einzelmoleküle.
Und eine feste Struktur hat, Ordnung.

Neben flüssig und fest gibt es noch den dritten Zustand, den gasförmigen. Der Wasserdampf, der aus dem Kochtopf nach oben steigt.

Und jetzt kommt der königliche Zauberer ins Spiel. Er hat entdeckt, dass Wasser auch einen vierten Aggregatszustand hat. Den hat er EZ-Wasser genannt.

Diesen 4. Zustand nennt man auch: das kristalline Wasser.

Dieses kristalline Wasser ist das Wasser, das nachgewiesenermaßen hauptsächlich in unserem Körper aktiv ist und dafür Sorge trägt, dass die Zellen sich entgiften und regenerieren können.

Der Hofzauberer Kleopatras wußte um das Geheimnis, behielt es aber für sich.

Prof. Dr. Pollack hat heutzutage in seinem Labor in Seattle darüber viele Forschungen betrieben, seinen gesamten Lehrstuhl (Bioenengineering) damit beschäftigt und Bücher darüber geschrieben.

Und Dr. Norbert Fenten hat es hergestellt. Das ist toll, denn wir können es heute nutzen.

Wie kam's? Gar nicht so einfach: Dr. Fenten war schwerst erkrankt und konnte sich nicht mehr bewegen. Die Multiple Sklerose hatte ihn im Griff und die Aussichten waren düster.

Jetzt wird es spannend. Denn in dieser Situation kam die Information über das Kristallwasser zu ihm.

Die Information über eine heilende Schwingung, gebunden in dem Element Wasser. Klingt mystisch, ist aber tatsächlich körperlich regenerativ.

Dr. Fenten ist mit diesem „Elixier" soweit gesundet, daß er dann seine Firma aufbauen konnte und so das Kristallwasser vielen Menschen zugänglich machte.

Wie funktioniert's? Auch nicht ganz einfach: Die sogenannte Urinformation gelangt über das Kristallwasser in unsere Zellen. Also die Information darüber, wie der Körper arbeiten würde, wenn er denn gesund wäre.

Ein bisserl wie bei der Homöopathie. Oder bei der Aurachirurgie.

Diese Urinformation gelangt also in die Zelle, die diese Information aufnehmen und umsetzen kann.

Dadurch wiederum kann sie entgiften, regenerieren und die Lebensenergie kehrt zurück.

Bei den Indern heißt diese Lebensenergie Prana, die Chinesen nennen sie Chi. Und Dr. Hahnemann, der Vater der Homöopathie, nannte sie Lebenskraft.

Die Schwingung wird erhöht, wenn die Zelle in Resonanz geht. Ist wieder so ein new-age Quark, oder?

Nein. Ist es nicht. Physik ist die Erklärung:

Unser Körper ist gesund, wenn die Zellen richtig schwingen. Wenn die elektrische Ladung stimmt.

Die Chinesen behaupten ja schon seit 2000 Jahren, daß die Energie (Ladungsunterschiede) auf den Meridianen messbar ist (sind). Der Elektriker versteht es, der Arzt oft nicht.

Das Kristallwasser erhöht die Anzahl der Ladungsträger in der Zelle, der Mensch erhöht seine Schwingung, und kann gesunden.

Je höher die Schwingung, desto höher das Heilungspotential.

Das kennen wir auch von den guten energetischen Heilern. So, wie bei der Aurachirurgie :-).

Tut mir leid, wenn ich da jetzt die Mystik zerstört habe. Tatsächlich ist alles physikalisch erklärbar.

Wie genau kann ich das erreichen? Auf unterschiedliche Art.

Mit Homöopathie, durch Aurachirurgie und ganz entspannt zu Hause mit dem Kristallwasser.

Aber Achtung: Nicht viel hilft viel. Morgens und abends 75 ml genügen. Am Besten auf nüchternen Magen.

(Die Homöopthieerfahrenen kennen das: 10 Minuten vorher/nachher nicht essen und trinken, dann wirkt es am intensivsten).

Und dann beobachten, wie sich aus einer Müdigkeit eine aktive Phase entwickelt, wie die Stimmung sich erhellt, Krankheiten schneller heilen können.

Ich erinnere nochmal an Dr. Fenten, dessen Erfahrung mit der Multiplen Sklerose mich wirklich staunen läßt.

So. Mund im wahrsten Sinne des Wortes wässrig gemacht? Dann sag ich Ihnen noch, wie Sie dran kommen an das legendäre Kristallwasser:

Entweder Sie besuchen den Hofzauberer Kleopatras. Seinen Aufenthaltsort müssen Sie leider selber herausfinden, er lebt sehr zurückgezogen.

Oder Sie bestellen direkt beim aktuellen Hersteller. Adresse und Telefonnummer finden Sie auf www.detox-quantum.com . Genauso auf www.praxis-schlinger.de

Wenn Sie nicht den Hofzauberer ausfindig machen, sondern über den modernen Internet-Weg gehen, vergessen Sie nicht, den Kleopatra-Gutschein Code „110 47" anzugeben.
Für Schönheits-Königinnen in Kleopatras Nachfolge gibt es einen Rabatt auf die Erstbestellung.

Denn Kleopatra war nicht nur schön, sondern auch verhandlungssicher.

KÖNIGLICHER START IN EINEN ERFOLGREICHEN TAG

Der Wecker klingelt, mit erst halb geöffneten Augen finden Sie den Weg in die Küche und starten die Kaffeemaschine. Dann ab ins Bad und dann im Eilschritt in den Alltag.

Beginnt so Ihr Tag? Das ist löblich, jedoch nicht der Beginn eines herrschaftlichen Beauty-Tages mit Siegerziel.

Versuchen Sie mal die Königinnen-Version des Morgenrituals:

Trinken Sie ein Glas Zitronenwasser, als allererste Aktion des Tages. Zitronenwasser ist der! Hype unter den Schönen und Erfolgreichen.

Zitronen tun Ihrer Gesundheit gut – auf mehr als eine Art. Wenn Sie das warme Zitronenwasser regelmäßig morgens trinken, werden Sie schnell den Unterschied spüren.

Gönnen Sie Ihrem dehydrierten Körper als erstes einen Flüssigkeits- und Energiebooster. Denn nach einer langen (oder auch kurzen) Nacht benötigt er dringend Flüssigkeit, um die angestauten Toxine auszuspülen.

10 Gründe, warum Sie jeden Morgen ZitronenWasser auf nüchternen Magen trinken sollten:

1. Die Leber produziert mehr Enzyme durch die Zufuhr von Wasser mit etwas Zitronensaft als durch jedes andere Nahrungsmittel
2. Das Zitronenwasser reinigt sozusagen Ihre Leber; es stimuliert sie, Giftstoffe zu entsorgen
3. Reich an Vitamin C unterstützt die Zitrone Ihr Immunsystem
4. Und genau, der PH-Wert. Zitrone schmeckt sauer, ist für Ihren Organismus aber eine basische Quelle.
5. Das Pektin in der Zitrone unterstützt Ihren Darm – und damit wieder Ihr Immunsystem.
6. Regelmäßig morgens eine Tasse Zitronenwasser verbessert nachhaltig das Hautbild und wirkt verjüngend auf Ihren Körper
7. Zitronensäure, Kalzium, Magnesium, Vitamine, Bioflavone, Pektin – so vorbereitet kann das

Immunsystem es mit vielen Erregern aufnehmen.

8. Manche Wissenschaftler vermuten sogar, daß Zitronenwasser bei der Auflösung von Gallensteinen, Nierensteinen und Calciumansammlungen helfen kann.

9. Auf jeden Fall unterstützt es die Verdauung. Und zwar maßgeblich durch die Zitronensäure, die wiederum interagiert mit verschiedenen Enzymen und Verdauungssäften.

10. Und es versorgt Ihren Körper mit Elektrolyten, die wiederum die Wasserspeicherfähigkeit Ihrer Zellen ermöglichen.

Und wenn Sie sich das Zitronenwasser, warm und in Ihrer Lieblingstasse, vor dem Aufstehen (von Diener, Lebenspartner, Ehemann oder wem auch immer) ans Bett bringen lassen, dann können Sie es ganz in Ruhe genießen. Und dabei Ihre Tagesziele visualisieren.

Ich wünsche Ihnen viel Erfolg beim Umsetzen Ihres Erfolges.

Wenn Sie möchten, berichten Sie mir. Die Kommentarfunktion von www.detox-quantum.com ist 24 Stunden am Tag erreichbar.

ÜBER DIE AUTORIN

Angelika Schlinger arbeitet seit mehr als 20 Jahren als Heilpraktikerin in eigener Praxis (www.praxis-schlinger.de).

Neben einer fundierten Ausbildung in klassischer Homöopathie setzt sie ihr Wissen und ihre Erfahrungen im Bereich der klinischen Metalltoxikologie und der Orthomolekular-Therapie in der Behandlung überwiegend chronischer Erkrankungen ein.

Ihre Begeisterung für die Quantenmedizin, insbesondere für den Bereich der Aurachirurgie, erklärt sie als logische Konsequenz aus 20 Jahren kontinuierlicher Suche nach nebenwirkungsfreien, schmerzlosen, kostengünstigen und wirkungsvollen Heilmethoden.

Auf Vorbeugung von Mangelzuständen und Belastungen legt sie in ihrer Praxis ebenso viel Wert wie auf die Behandlung erkrankter Patienten.